AF475296

DU TUBERCULE

AU POINT DE VUE

DE SON SIÉGE, DE SON ÉVOLUTION

ET

DE SA NATURE

PAR

LE DOCTEUR J. A. VILLEMIN

RÉPÉTITEUR A L'ÉCOLE IMPÉRIALE DU SERVICE DE SANTÉ MILITAIRE.

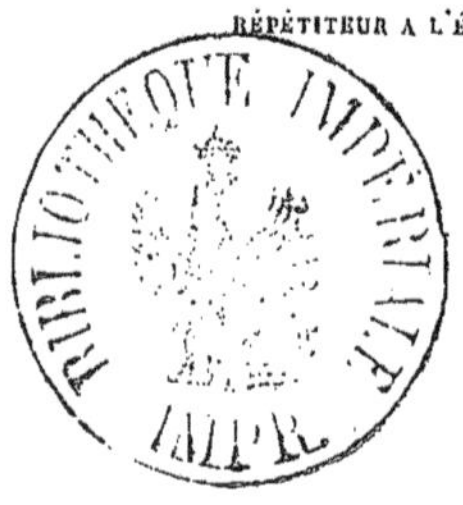

PARIS

J. B. BAILLIÈRE ET FILS

libraires de l'Académie impériale de médecine, rue Hautefeuille, 19.

STRASBOURG

DÉRIVAUX, LIBRAIRE, RUE DES HALLEBARDES, 23.

1861.

DU TUBERCULE

AU POINT DE VUE

DE SON SIÉGE, DE SON ÉVOLUTION

ET

DE SA NATURE.

I.

Au temps où les sciences anatomiques étaient dans l'enfance, où la physiologie n'était qu'une création de l'esprit, on considérait l'organisme comme une sorte de champ de bataille sur lequel la santé et la maladie se livraient des luttes fréquentes. Le triomphe de l'une amenait la guérison; la victoire de l'autre donnait la mort. Maladie et santé étaient des entités opposées, ayant leurs manifestations propres et se disputant les diverses parties du corps.

La maladie se constituait par la réunion en groupe d'un certain nombre de symptômes, à laquelle l'abstraction donnait un corps, une individualité. Toute la science du médecin consistait à établir ainsi des espèces morbides et à appliquer à chacune un remède empirique et spécial. La médecine était un art, un métier, mais non une science.

Plus tard, on caractérisa la maladie par une lésion anatomique. Le but principal de la médecine fut d'arriver à la constatation de cette lésion. La palpation, la percussion, l'auscultation, etc., prirent naissance. On ouvrit les cadavres, on scruta les organes et l'on créa l'anatomie pathologique. Rapprochant les altérations organiques des symptômes observés pendant la vie, on institua le diagnostic.

On a reproché à l'anatomie pathologique d'être d'un secours peu efficace à la thérapeutique, but final de l'art de guérir. Cette accusation est souverainement injuste; car, dans la majorité des cas, notre rôle se borne à porter remède à des perturbations dans les conditions physiques des organes, et la connaissance de l'état anatomique des parties nous est alors d'une utilité incontestable. Mais ne peut-on pas prédire à cette branche des sciences médicales des services d'une importance plus considérable ?

Il est, dans l'histoire de presque toutes les maladies, un chapitre malheureusement trop peu connu encore. C'est celui de l'étiologie. Il n'arrivera à l'idée de personne d'en contester l'utilité. L'étiologie est naturellement reliée à la lésion anatomique par les rapports de cause à effet. Ce sont ces rapports qu'il importe de faire ressortir, et l'anatomie pathologique est appelée, nous en sommes persuadé, à y contribuer. Mais, pour cela, elle ne doit pas se borner à constater et à décrire des procès morbides, il faut qu'elle étudie leurs rapports entre eux, leur évolution, et qu'elle cherche à saisir les lois physiologiques qui ont présidé à leur naissance.

Les procès morbides ne sont pas des productions étrangères à l'organisme; ce sont des états, et non des entités. Ils dérivent de modifications d'éléments anatomiques qui ont obéi, dans leur évolution, aux lois qui régissent leur vitalité. « La santé, la maladie, la guérison ne sont en effet « que trois modalités différentes de l'organisation vivante, » nous enseigne un de nos maîtres[1]. Aussi le point le plus important dans l'étude des procès pathologiques est leur développement. Ce serait d'après lui qu'il faudrait établir les bases de leur classification, et non d'après leur forme (tubercule, polype), leur apparence grossière (fongus, sarcôme, encéphaloïde), etc. Plus tard, sans doute, lorsque les études histologiques auront accumulé plus de faits, conquis plus de vérités, cette classification pourra être tentée, et ce sera le gage d'un très-grand progrès.

Il y a beaucoup à espérer du microscope pour faire la physiologie pathologique, car elle est encore à faire. Mais ne demandons pas à cet instrument des corpuscules spécifiques, des diagnostics impossibles et qui ne sont pas dans la nature des choses. Dirigeons-le à la recherche des évolutions physiologiques et pathologiques des tissus, tout en

---

[1] Schützenberger, *Les recherches microscopiques et la clinique médicale* (*Gaz. méd. de Strasb.*, 25 avril 1860).

nous en servant comme d'auxiliaire dans nos diagnostics. Dans l'un et dans l'autre cas, ses services peuvent devenir immenses. Toutefois ne lui imputons pas les erreurs du micrographe, pas plus qu'au bistouri les maladresses du chirurgien.

Le microscope n'est qu'un instrument au service de l'observation, et ce n'est pas l'instrument qu'il faut rendre comptable des égarements de celle-ci. Si nous la reconnaissons comme la source de toutes vérités dans l'étude des sciences naturelles, nous devons chercher à perfectionner les sens qui la servent et reculer ainsi les limites de son pouvoir. Mais pourquoi demander à l'œil, lorsqu'il est armé de la lentille, plus d'infaillibilité que lorsqu'il est nu ? Pourquoi exiger de la vue plus de perfection que nous n'en demandons aux autres sens? Que celui qui applique pour la première fois son oreille sur la poitrine d'un malade dise ce qu'il entend, alors que d'autres distinguent les bruits les plus légers et les nuances de sons les plus délicates.

La micrographie procède comme toutes les autres branches de la science: elle ne peut arriver d'un seul trait à la possession de toutes les vérités de son domaine, elle les conquiert une à une. Elle dégage de loin en loin quelques faits, noyés dans une foule d'erreurs, engendrées par les défectuosités de l'observation, propagées et maintenues par l'esprit de système. Mais chaque jour ces faits se multiplient, s'enchaînent et se coordonnent. Ils ouvrent des voies nouvelles aux progrès de la science médicale. Et puisse l'indifférence ne pas accueillir les travailleurs consciencieux et passionnés qui fouillent des terrains neufs sur lesquels la science officielle n'a pas encore pris ses assises. En ce temps où la médecine se tord et s'agite dans un décourageant scepticisme, il faut lui chercher des issues qui la conduisent dans des champs plus vastes où l'horizon s'élargit et que la foi réchauffe et féconde.

On trouve encore bon nombre de personnes qui nient *a priori* et d'une façon absolue les résultats fournis par le microscope. C'est un moyen peu ingénieux par lequel elles croient se dispenser de se mettre au courant d'idées qui contrarient leurs opinions depuis longtemps faites et dans lesquelles elles se complaisent avec une douce quiétude. D'autres, voulant s'occuper de micrographie, débutent par l'examen des tissus altérés; on comprend sans peine tout l'infructueux et l'insuccès de pareilles tentatives. Avant de se livrer à cette étude, il faut avoir une connaissance aussi parfaite que possible des tissus normaux. Il faut que leurs formes, leurs variétés, leurs évolutions physiologiques soient gravées dans l'esprit. Il ne peut y avoir que mécompte pour qui s'adonne à des recherches sur des produits pathologiques sans connaître l'histologie normale.

II.

Les opinions que l'on se fait sur la plupart des lésions morbides et leur évolution sont généralement plus ou moins inspirées et dominées par les idées physiologiques générales que l'on possède sur l'organisme. Aussi, avant d'aborder l'exposé des faits anatomo-pathologiques que nous avons recueillis, nous croyons utile de résumer, dans un aperçu rapide, notre manière d'envisager l'organisation vivante.

Tout être vivant procède d'une cellule qui, par son accroissement et sa multiplication, fournit tous les éléments nécessaires à l'organisation la plus complète. Au début de son existence, l'embryon n'est composé que d'une agglomération de *globules*, dits *embryonnaires*, globules qui donnent naissance, plus tard, à tous les éléments et à tous les tissus de l'organisme. Un certain nombre d'entre eux concourent à la formation des fibres (nerveuses, musculaires etc.); d'autres constituent des masses cellulaires spéciales (glandes, cerveau etc.).

Les éléments cellulaires et fibreux réunis et combinés forment les tissus, et ceux-ci les organes. Mais ces éléments et ces tissus laissent entre eux un certain espace de la substance embryonnaire, qui, se modifiant plus ou moins, forme une sorte de gangue continue à elle-même, dans laquelle sont comme enchâssés tous les organes. Elle constitue un *tissu général* qui sert de connexion et de soutien aux éléments *spéciaux*. C'est pourquoi on lui a donné les noms de *tissu connectif* ou *conjonctif*.

Ce tissu, qu'on pourrait aussi appeler *intermédiaire*, se compose d'une masse dite *fondamentale* ou *intercellulaire*, au milieu de laquelle on rencontre des éléments globulaires, vestiges des cellules embryonnaires à l'état de repos physiologique. Ce sont les *corpuscules du tissu conjonctif* ou *cellules plasmatiques*. Ils présentent des formes variées dépendant du rôle de la substance au milieu de laquelle ils se trouvent. Ce sont eux qui président aux régénérations des tissus normaux et à la formation de presque toutes les néoplasies.

Les tissus de substance conjonctive jouent le rôle général de soutiens plus ou moins résistants selon la consistance de leur substance fondamentale. Ici elle est incrustée de sels fixes pour constituer une charpente solide destinée à servir d'enveloppe et de points d'appui aux parties molles; là elle est disposée en toiles souples pour former des membranes. C'est le tissu conjonctif qui relie les fibres, fascicules et faisceaux de fibres musculaires et nerveuses, qui conglomère les tubes et les culs-de-sac glandulaires, qui sert de substratum aux éléments des centres nerveux etc.

Son rôle, en anatomie pathologique, est extrêmement grand, tant à cause de sa généralisation que par la nature et le nombre des affections auxquelles il est sujet.

Les éléments anatomiques qui entrent dans la composition de l'organisme forment deux catégories : la fibre et la cellule, mais qui n'ont pas, à beaucoup près, la même importance au point de vue des lésions morbides. Une fois formés, les éléments fibreux ne sont plus susceptibles de grands changements. Ayant, dans l'économie, des usages tout à fait physiques et mécaniques, ils ne participent aux mouvements moléculaires qui constituent la vie que dans les limites nécessaires à leur propre nutrition. Ils n'élaborent aucun produit physiologique. Ce sont des productions stables et qui semblent destinées à vivre aussi longtemps que l'organisme dont elles font partie. De là la rareté des altérations de la fibre quelle qu'elle soit.

Il n'en est pas de même des éléments globulaires. La cellule est essentiellement éphémère, elle est en butte à un renouvellement continuel. Son rôle physiologique ne s'accomplit qu'à la condition de métamorphoses incessantes. Tous les produits sécrétés et excrétés, tous les principes destinés à l'assimilation, l'influx nerveux lui-même, se manifestant sous forme de sensibilité ou de motricité, sont le résultat du travail, encore inconnu dans son essence, qui s'effectue à l'intérieur des éléments cellulaires. C'est à eux que sont départies ces propriétés que la chimie et la physique ne peuvent encore ranger sous leurs lois et que, pour cette raison, nous nommons *vitales*, synonymes d'*inconnues*.

La cellule est donc l'élément vivant par excellence; aussi est-elle la source de presque tous les produits pathologiques de l'économie. Ces produits se résument, en somme, dans les quelques modifications qu'elle peut présenter : 1° son atrophie et sa disparition; 2° ses différents modes hypertrophiques; 3° sa multiplication; 4° ses métamorphoses en d'autres éléments. L'évolution d'un procès morbide consiste dans une ou plusieurs de ces modifications, soit simultanées, soit successives.

Telles sont les considérations que nous avons cru devoir présenter avant de nous engager dans la voie de quelques publications d'histologie pathologique. Nous commencerons par le tubercule, qui a toujours beaucoup occupé les observateurs. Un homme de génie a tracé, dans un livre plein de science, les traits caractéristiques de ce procès morbide[1]. Nous sommes arrivé à peu près aux mêmes conclusions que le très-savant professeur de Berlin; mais, quoique nous ayons été devancé, nous croyons n'être pas sans utilité en venant les exposer avec détails; nous joignons à l'appui de nos idées un certain nombre de dessins, pris par nous d'après nature avec une exactitude aussi scrupuleuse que possible.

Opinions diverses des auteurs sur le tubercule.

Pris dans son acception la plus rigoureuse, le mot *tubercule* signifie une petite tumeur, à laquelle on assigne ordinairement des dimensions variant entre celles d'un grain de mil et celles d'une noix. Les anciens appliquaient indistinctement cette dénomination à toute espèce de production. De là les expressions de *tubercules squirrheux*, *carcinomateux*,

[1] VIRCHOW, *Pathologie cellulaire.*

syphilitique etc. Cette expression ne préjugeait rien quant à la nature et à l'essence de l'affection. Elle indiquait simplement une forme de procès pathologique, développé à l'intérieur ou à l'extérieur des organes.

Depuis LÆNNEC, le mot *tubercule* a pris une signification tout autre. Détourné de son sens étymologique, il a été consacré à un produit morbide que l'on croyait formé par le dépôt d'une matière particulière au milieu des tissus. On admit que ce dépôt pouvait prendre la forme circonscrite (*granulation tuberculeuse*) ou se répandre en masses disséminées (*infiltration tuberculeuse*). *Tubercule* signifia alors un produit morbide spécial, affectant des formes diverses.

En cherchant une caractéristique à cette matière que la forme ne spécifiait plus, on trouva qu'elle jouissait de la propriété de se transformer en une masse caséeuse. Cette propriété fut regardée dès lors comme le caractère distinctif du tubercule, et l'on arriva à regarder comme tel toute espèce de production pathologique en voie de transformation rétrograde.

« Si nous suivons le développement de la masse caséeuse, « nous voyons qu'elle peut être le résultat de procès mor- « bides différents... Le terme de *masse tuberculeuse* sert « donc à désigner des néoplasmes arrivés à un certain stade « de leur développement[1]. » Ainsi compris, le tubercule n'est plus un produit particulier, ce n'est plus qu'une phase par laquelle peuvent passer les productions les plus variées. Ce peut être un caillot sanguin, un procès inflammatoire, du cancer etc., à l'état de transformation graisseuse ou tout autre chose. Cette opinion est celle qui a généralement cours aujourd'hui.

Comme nous le voyons, les uns admettent « qu'un exsudat « quelconque, organisé ou non, peut dégénérer en masse « tuberculeuse par la résorption de ses éléments liquides et « *sa transformation en éléments graisseux* mêlés de sels cal- « caires[2], » tandis que d'autres regardent les produits tuberculeux comme étant constitués par un exsudat particulier, spécifique.

---

[1] FOERSTER, *Anatomie pathologique*, trad. par KAULA.
[2] *Ibid.*

La croyance à la spécificité vint se renforcer des idées de LEBERT, qui admit un globule spécifique, sans analogue dans l'économie et s'organisant de toutes pièces dans un exsudat amorphe sécrété par les capillaires. Le tubercule ne constitua pas la seule production de cette nature. On crut que chaque procès morbide était caractérisé par la forme spéciale de ses éléments, et l'on se mit en devoir de les rechercher et de les décrire. Cette croyance aux cellules spécifiques étant basée sur les idées que l'on avait sur la naissance des procès pathologiques par exsudation, on admit que le tubercule existait tout formé dans le sang, qu'il était excrété liquide sous forme de blastème tuberculeux, et que celui-ci se séparait bientôt en globules propres au tubercule et en granules moléculaires. Ce mécanisme était du reste attribué à toutes les autres productions morbides, telles que le pus, le cancer etc. D'après cette doctrine tout humoriste, on devait rencontrer ces produits dans le sang. On les y chercha, et comme on ne les y trouva pas, on allégua qu'ils étaient dissous d'une façon complète dans ce liquide.

Outre les opinions que nous venons de rapporter, il s'en est produit d'autres que nous exposerons rapidement.

ANDRAL regarde le tubercule du poumon comme du pus concret et prétend que les masses tuberculeuses ne sont souvent autre chose que le résultat d'une *pneumonie lobulaire*, d'une phlegmasie chronique.

M. KÜSS le considère comme une production épithéliale de la vésicule pulmonaire. Nous verrons dans la suite en quoi ANDRAL et le savant professeur de Strasbourg ont raison.

Dans une thèse récente (1857), M. le docteur LUYS revient à la théorie de l'exsudat et considère le tubercule comme un épanchement de plasma dans les alvéoles du poumon. Ce plasma serait une matière amorphe, demi-fluide, transparente, douée d'une force d'organisation et de plasticité et s'organisant en cellules. Seulement, au lieu d'admettre la formation d'une cellule spécifique, à la façon de LEBERT, M. LUYS affirme qu'il y a création de cellules de formes et de types divers.

Telles sont les théories principales que l'on a édifiées sur le développement, le siége et la nature du tubercule. Les causes d'erreur viennent, selon nous, de deux sources principales : de ce que les observateurs n'ont pu s'affranchir de la théorie de l'exsudat d'une part, et, de l'autre, de ce que l'on a toujours confondu les unes avec les autres des productions pathologiques, de provenance, de nature et de siége différents. Lorsque l'on a voulu étudier le tubercule, on l'a fait ordinairement sur le poumon, dont la structure complexe augmente considérablement les difficultés et dans lequel le procès morbide n'est presque jamais simple ni isolé.

Nous allons l'examiner dans les différents organes où on le rencontre habituellement, après quoi nous essaierons de résumer les lois générales qui président à son évolution, de préciser son siége et de tirer quelques inductions sur sa nature.

Tubercule des membranes séreuses.

Les membranes séreuses sont des toiles de tissu conjonctif dans lesquelles sont enchâssées des fibres élastiques fines, anastomosées et formant des réseaux plus ou moins serrés. Elles tapissent les cavités et ont leur surface interne revêtue d'un épithélium auquel elles doivent leur poli, leur luisant et le liquide qui les lubréfie.

Les éléments cellulaires qui entrent dans leur trame sont les corpuscules du tissu conjonctif, dont les prolongements sont ordinairement disposés dans le sens des faisceaux de fibres élastiques avec lesquelles ils se confondent souvent. Ces corpuscules fusiformes ou étoilés sont fort petits, ils se révèlent par un petit noyau brillant, à contours très-accentués, et intimement accolé à la cellule qui le contient. Dans certaines circonstances, ils s'hypertrophient et deviennent très-apparents. On peut alors juger facilement de leur nombre et de la richesse globulaire des séreuses.

C'est à ces éléments cellulaires qu'il faut rapporter les diverses altérations qui surviennent dans ces membranes, telles que leur épaississement, le tubercule et autres néoplasies.

Il y a peu de temps que l'on a constaté la présence de

ces cellules et surtout qu'on leur a reconnu l'importance qu'elles méritent. Aujourd'hui même ces idées n'ont pas encore pénétré dans le domaine classique, surtout en France.

La tuberculisation des séreuses n'a pas prêté à la controverse comme celle des poumons. Leur simplicité de structure ne permet pas de mettre en discussion le siége du procès morbide. On admet généralement que la matière tuberculeuse se dépose dans l'épaisseur de la séreuse, soit par transsudation à travers les capillaires, soit par sécrétion de la membrane elle-même.

Les vraies membranes séreuses péritoine, arachnoïde, plèvre et vaginale, sont susceptibles d'être envahies presque simultanément par une sorte d'éruption tuberculeuse subite et générale. C'est ce qui constitue la tuberculisation aiguë. Mais les cas les plus fréquents sont ceux où le tubercule se développe lentement en trahissant sa présence par des signes d'inflammation chronique.

Les tubercules des séreuses sont ordinairement petits, miliaires. Lorsqu'ils présentent des masses un peu considérables, elles sont dues généralement à la juxtaposition de plusieurs tubercules. La réunion d'un certain nombre de ces granulations miliaires peut former des plaques irrégulières d'une certaine étendue et même des masses assez volumineuses, comme on en rencontre parfois dans la vaginale.

La nodosité tuberculeuse fait une saillie au-dessus de la surface libre de la membrane; elle est d'un blanc opaque ou jaunâtre. Son apparition détermine d'habitude une réaction inflammatoire dans l'épaisseur de la membrane et une exsudation plus ou moins abondante dans sa cavité. La présence des tubercules ne se révèle même que par l'inflammation consécutive qu'ils provoquent. De là la pleurite, la péritonite, etc., tuberculeuses. Cependant il arrive assez fréquemment que l'on rencontre des séreuses parsemées de granulations, sans qu'il y ait aucune trace d'inflammation appréciable.

Pour étudier le tubercule dans les séreuses, il faut choisir d'abord une granulation très-petite, afin de surprendre ses éléments dans leur première phase d'évolution et de pouvoir embrasser facilement l'ensemble de la nodosité[1]. Si l'on en fait une coupe que l'on dépose sous l'objectif, on remarque tout d'abord, vers son centre, l'accumulation d'une quantité considérable de petits éléments brillants ou granulés, tassés, pressés les uns contre les autres (pl. I, fig. I, 1). C'est à eux qu'est due la tumeur. En portant son examen vers la périphérie de la nodosité, on voit ces noyaux devenir moins nombreux; ils sont disposés par traînées ou rassemblés en groupes de deux à dix, à quinze même, et contenus dans une enveloppe qui n'est autre que les corpuscules étoilés et fusiformes du tissu conjonctif de la membrane (pl. I, fig. I, 2). Ceux-ci renferment d'autant moins de noyaux qu'ils sont plus éloignés du centre de la granulation.

Il est facile alors de saisir par quel mécanisme ces noyaux, en s'accumulant, donnent lieu à la tumeur. En un point quelconque, les cellules plasmatiques commencent par s'hypertrophier et à multiplier leurs noyaux; elles se distendent et se rapprochent nécessairement les unes des autres, en rétrécissant d'autant les espaces intercellulaires qui les séparent. Il arrive alors un moment où elles se touchent et confondent leur contenu, que l'on aperçoit seul.

---

[1] On peut prendre une séreuse fraîche et, au moyen de ciseaux courbes délicats, pratiquer dans l'épaisseur de la membrane une coupe aussi mince que possible, comprenant toute l'étendue de la granulation. On la dépose sur une lame de verre dans une goutte d'eau que l'on peut aciduler très-légèrement au moyen de l'acide acétique, ce qui rend la pièce plus transparente.

Mais on peut préalablement faire dessécher la membrane; pour cela on l'étale sur une planchette de liége et on l'y fixe par ses bords au moyen d'épingles.

Après dessiccation, l'on peut alors faire des coupes avec le rasoir très-facilement. Si la minceur de la membrane l'empêche de résister à la pression de l'instrument, on la pince entre deux petites lames de liége et l'on coupe du même coup le liége et la membrane.

Lorsque la séreuse a été ainsi desséchée, il faut toujours aciduler l'eau dans laquelle on dépose la coupe. Celle-ci alors se gonfle, se pénètre de liquide et revient à ses dimensions. Les éléments reprennent généralement leurs formes, et l'on peut voir, en examinant comparativement des pièces fraîches, que le procédé ne nuit pas à l'observation.

Cette hypertrophie et cette prolifération nucléaire débutent d'abord par un point central de peu d'étendue, puis s'étendent peu à peu aux cellules avoisinantes par une sorte d'impulsion centrifuge décroissante. Aussi, plus on s'éloigne du centre de la nodosité, plus les corpuscules conjonctifs se rapprochent de leur état normal (pl. I, fig. I, 3).

Au lieu de rencontrer au centre de la tubérosité des noyaux accumulés, on peut n'y trouver que de petites granulations moléculaires, perlées, brillantes ou noires (pl. I, fig. II, 1). C'est de la graisse; car c'est ainsi qu'elle se présente souvent sous l'objectif. Elle peut être dans un état de division plus ou moins grande et offrir, par conséquent, des molécules plus ou moins ténues. Dans les nodosités ramollies, dont le centre est pulpeux, les éléments morphologiques ont disparu et sont remplacés par de la graisse exclusivement.

Le ramollissement graisseux semble, dans certains cas du moins, s'emparer d'abord des noyaux et des cellules plasmatiques, comme l'indiquent les traînées granulées qui dessinent le réseau de ces cellules (pl. I, fig. II, 2). Plus tard seulement, la substance intercellulaire participerait à la fonte graisseuse. Cette métamorphose commence toujours par le centre, car c'est en ce point que le procès morbide a débuté, et elle s'étend de proche en proche aux cellules de la périphérie.

La dégénérescence graisseuse est une loi que subissent tous les éléments de l'organisme qui ont cessé d'accomplir leurs fonctions. C'est un signe de mort, un moyen d'élimination au service de la nature. Il faut donc admettre que les cellules plasmatiques, après avoir ainsi multiplié leur contenu, cessent de vivre, soit comme épuisées par une telle prolifération, soit que le produit de nouvelle formation, en étreignant les vaisseaux, arrête la circulation et meure pour ainsi dire d'inanition.

En résumé donc : hypertrophie des cellules plasmatiques et multiplication de leurs noyaux dans une étendue toujours restreinte, ramollissement graisseux des éléments qui constituent le procès morbide, tels sont les caractères principaux du tubercule des séreuses.

Envisagé dans les diverses séreuses, le tubercule n'offre rien de spécial à l'une ou à l'autre.

Dans l'arachnoïde, il y existe toujours conjointement avec celui de la pie-mère. Il n'arrive jamais à un degré de ramollissement assez avancé pour occasionner des ulcérations, car sa présence détermine des désordres inflammatoires (méningite tuberculeuse) qui entraînent la mort avant qu'il ait atteint cette période de son évolution.

Dans le péritoine, il siége dans toute l'étendue de la séreuse, mais de préférence dans le mésentère et dans ses petits appendices, où il forme des tubérosités assez volumineuses et pédiculées. Il se développe parfois le long des vaisseaux en donnant lieu à des espèces de chapelets ou à des traînées blanchâtres et jaunâtres ayant les apparences d'un veine injectée.

Tubercule des muqueuses.

On considère généralement trois couches dans les muqueuses : 1° Une couche fondamentale de tissu conjonctif renfermant plus ou moins de fibres élastiques fines : c'est la *muqueuse proprement dite ;* elle est surtout très-vasculaire et très-nerveuse. Des papilles et des villosités nombreuses en hérissent la surface libre, dans le tube digestif. Dans son épaisseur sont creusées un grand nombre de petites glandes de formes diverses. 2° Une couche inférieure de tissu conjonctif lâche, appelée *tissu sous-muqueux*, *tunique cellulaire sous-muqueuse* et *tunique nerveuse,* dans l'intestin. 3° Une couche épithéliale, soit simple, soit stratifiée, à cellules pavimenteuses ou coniques, auxquelles est due généralement la sécrétion muqueuse de ces membranes.

Dans les muqueuses, comme dans les séreuses, le seul élément cellulaire, outre l'épithélium de la surface et des glandes, est le corpuscule du tissu conjonctif, dont les métamorphoses entraînent les différentes altérations du parenchyme. Ce que nous avons dit du rôle de ces cellules, à propos des membranes séreuses, trouve ici son application.

Le tubercule des muqueuses est, dit-on, assez rare. Cependant, comme il n'accuse son existence que par les symptômes d'inflammation qu'il provoque, il pourrait se faire qu'il passât inaperçu dans bien des cas, d'autant plus que, vu son siége, il ne fait pas un relief très-apparent au-dessus des surfaces. En effet, il se développe ordinairement dans les environs de la ligne de jonction de la muqueuse proprement dite avec le tissu sous-muqueux, envahissant tantôt l'une et tantôt l'autre de ces deux couches, souvent les deux à la fois. Il en résulte que, se trouvant à une certaine profondeur, ses granulations ne se dessinent pas d'une façon bien accentuée. Ajoutons que des papilles, dans l'intestin, et l'épaisseur considérable de la couche épithéliale, dans les voies respiratoires, en atténuent encore la saillie.

D'un autre côté, d'après les quelques cas qu'il nous a été permis d'examiner, les tubercules présentent rarement des nodosités solitaires et bien circonscrites. Nous les avons trouvés constitués par des granulations disséminées à des profondeurs diverses et formant, par leur confluence, des plaques, des zones plus ou moins étendues. Il en résulte un épaississement de la muqueuse, que l'on peut reconnaître avec un peu d'attention, comme constitué par de petites élevures plus ou moins rapprochées et qui donnent à la membrane un aspect chagriné.

Pendant le cours de la tuberculisation, on rencontre fréquemment des ulcérations dans le larynx, la trachée et l'intestin. Sont-elles toujours dues à la présence du tubercule dans les muqueuses, ou bien ne constituent-elles qu'un épiphénomène commun à toutes les affections chroniques? La question est à résoudre. Ces lésions sont plus communes, il est vrai, chez les sujets qui meurent de phthisie tuberculeuse que chez ceux qui succombent à toute autre consomption; mais nous verrons, dans la suite, qu'il y a lieu de restreindre de beaucoup le nombre des cas de tuberculisation, en sorte que cette inégalité de rapport pourrait bien ne pas exister.

Les éléments qui participent à la génération du tubercule sont ici, comme dans les séreuses, les cellules plasmatiques[1]. La fig. III de la pl. I représente un cas de tubercule

[1] Pour l'étude du tubercule dans les muqueuses on soumet les membranes aux mêmes préparations que les séreuses.

du larynx sur lequel on peut suivre l'évolution du procès morbide. La coupe ne comprend pas toute l'épaisseur de la muqueuse, mais seulement la partie où siégent deux nodosités. Celles-ci sont représentées par deux amas de noyaux (fig. III, 1) qui semblent libres, dans le point où ils sont accumulés en grand nombre; mais, vers les confins des granulations, ils sont contenus dans les cellules plasmatiques dilatées (fig. III, 2). Ces cellules en renferment d'autant plus qu'elles sont plus près du centre du tubercule.

La nodosité tuberculeuse est donc ici encore produite par la multiplication des noyaux des corpuscules du tissu conjonctif, au moyen d'une sorte de végétation endogène.

Une granulation débute toujours par un point de peu d'étendue, la prolifération nucléaire s'étend progressivement dans les cellules plasmatiques voisines et le tubercule s'accroît ainsi par l'adjonction successive des noyaux qu'elles procréent.

Si nous cherchons à isoler les éléments qui se trouvent au centre d'un nodule, et qui paraissent libres, toutes traces des cellules qui leur ont donné naissance ayant disparu, on leur trouve généralement la forme et les caractères de noyaux simples (pl. II, fig. I, 3, 4, 5). On peut voir cependant sur quelques-uns un petit linéament très-rapproché du noyau, paraissant lui constituer une enveloppe et former une cellule (fig. I, 6).

Virchow admet que le produit final, auquel aboutit la multiplication nucléaire des corpuscules conjonctifs est ordinairement une petite cellule[1]. Il faut pour cela que la cellule-mère se segmente sur les noyaux, comme la fig. I, 2, l'indique. Mais nous avouons que ce fait est très-difficile à observer. Si l'on examine les éléments du centre d'une granulation assez avancée dans son évolution, ils sont d'ordinaire déjà trop décomposés par la transformation graisseuse pour que l'on puisse reconnaître leur forme. Si le procès est trop jeune, on ne trouve pas encore de noyaux libres, ils sont encore manifestement renfermés dans les cellules plasmatiques (fig. I, 1). D'autre part, examinés en masse, ces noyaux sont assez rapprochés les uns des autres

[1] *Pathologie cellulaire.*

pour que l'on puisse admettre difficilement qu'ils soient entourés d'une cellule (fig. I, 3).

Nous reviendrons sur cette question, à propos de l'histoire générale du développement du tubercule.

Le tubercule de la muqueuse respiratoire n'offre rien de spécial. Nous avons rencontré l'épithélium qui la recouvre très-granulé et renfermant une assez grande quantité de globules graisseux (pl. I, fig. IV, 1, 3), ou bien amaigri, étiré, appauvri, sans doute, par suite de l'interruption que le tubercule occasionnerait dans l'arrivée des liquides nourriciers (fig. IV, 2). Lorsque les granulations tuberculeuses se ramollissent, elles provoquent de l'inflammation avec ulcérations plus ou moins étendues.

Dans la muqueuse intestinale, les tubercules siégent, comme nous l'avons déjà dit, vers la réunion de la muqueuse proprement dite avec le tissu sous-muqueux, dans cette partie du tissu conjonctif où reposent les culs-de-sac des glandes de Lieberkühn. Il arrive que le développement de ces nodules occasionne des déplacements dans la position de ces glandes; elles sont refoulées et deviennent horizontales. Le procès pathologique envahit parfois le tissu conjonctif qui sépare les culs-de-sac les uns des autres, et la muqueuse prenant alors une épaisseur considérable, les tubes glandulaires s'allongent et se rétrécissent. Les tubercules développent dans leur voisinage de l'inflammation ulcérative qui entraîne la destruction de la muqueuse. On les rencontre dans toute l'étendue du tube digestif, mais principalement dans la portion inférieure de l'intestin grêle. La tuberculisation de l'intestin est toujours accompagnée de celle du péritoine.

On lit dans les auteurs classiques qu'il se trouve quelquefois dans l'intestin des granulations très-dures, offrant la résistance du cartilage et parfois d'une concrétion osseuse. C'est sans doute du tubercule à l'état crétacé, dont nous nous entretiendrons plus loin; mais il est possible, à en juger par des pièces que nous avons entre les mains, que ce soient des ossifications partielles du tissu conjonctif de l'une ou de l'autre des tuniques intestinales. Ainsi, nous avons rencontré, chez un sujet tuberculeux, de petites plaques ossifiées dans la tunique péritonéale de l'intestin grêle, tout près de son adhérence avec la couche musculaire refoulée et considérablement amincie, en sorte qu'elles semblaient recouvertes immédiatement parla muqueuse. Les corpuscules osseux, parfaitement constitués, n'étaient que les cellules plasmatiques modifiées suivant le mode habituel.

Tubercule du foie.

Le foie est une glande volumineuse formée presque exclusivement de cellules agglomérées. Il est divisé en un certain nombre d'*îlots* ou *lobules*, entre lesquels circulént les dernières ramifications de la veine porte et de l'artère hépatique. Celles-ci projettent autour de chaque lobule des ramuscules qui se capillarisent en réseau serré dans toute sa masse. Chaque maille est occupée par une, deux, trois, quatre cellules hépatiques, qui sont en contact immédiat les unes avec les autres.

Entre les îlots, avec les rameaux de la veine porte et de l'artère hépatique, rampent les canaux biliaires et les radicules de la veine sus-hépatique. Ces vaisseaux et ces canaux sont reliés et soutenus par du tissu conjonctif qui vient de la capsule de Glisson, dont il n'est que le prolongement. Mais il ne pénètre pas dans l'intérieur des lobules, qui sont exclusivement composés de cellules et de capillaires.

Dans les foies lobulés, comme celui des cochons, le tissu connectif entoure complétement chaque lobule, en lui constituant une véritable capsule. Mais chez l'homme, il est bien moins abondant et n'existe que sous forme de cloisons incomplètes, de traînées accompagnant les vaisseaux et les canalicules hépatiques.

Dans certains cas pathologiques, comme la cirrhose, le tissu conjonctif augmente considérablement et devient assez abondant pour imiter la capsule des foies lobulés de certains animaux.

Lorsque l'on considérait le foie comme composé exclusivement de substance parenchymateuse propre et de vaisseaux, on localisait nécessairement toutes les tumeurs qui s'y développent dans les éléments spéciaux de l'organe. Mais le tissu interstitiel, distribué dans les espaces interlobulaires, joue un grand rôle dans la production des procès morbides. Nous allons surtout le voir à propos du sujet qui nous occupe.

Les tubercules du foie se rencontrent le plus souvent dans l'enveloppe péritonéale de l'organe, à la surface de laquelle ils font alors de petites saillies. Mais ces cas se rapportent plutôt à la tuberculisation des séreuses et du péritoine en particulier qu'à celle du foie. Ceux qui se développent dans l'intérieur même de la glande seraient assez rares, d'après M. Louis, qui ne les aurait rencontrés que deux fois. Nous les croyons beaucoup plus communs que cette assertion ne l'indique. Seulement il faut une assez grande attention pour les apercevoir. Ils sont fréquemment très-petits, miliaires, transparents ou jaunâtres.

L'on a décrit, sous le nom de tubercules, des tumeurs volumineuses, atteignant la grosseur d'un marron, d'une noix. Mais il s'agissait, sans doute, de productions d'une autre nature et étrangères à l'évolution tuberculeuse. Le tubercule est ordinairement petit, surtout dans le foie; s'il donne lieu à des masses un peu considérables, ce n'est que par l'agrégation de foyers multiples. Les cas qu'il nous a été donné d'observer offraient tous la forme miliaire, et les plus gros atteignaient à peine un petit grain de chènevis. Si l'on prend en considération que l'état caséeux est regardé généralement comme le caractère spécifique de ce procès pathologique, il n'y a rien d'étonnant à ce que de pareilles erreurs aient été commises.

Le siége du tubercule du foie est dans le tissu conjonctif interlobulaire, dont nous avons tracé plus haut la disposition. Les cellules hépatiques, qui forment la substance même de la glande, sont tout à fait étrangères à cette production. Il faut donc renoncer à la placer dans le parenchyme propre de l'organe, dans ses éléments constitutifs, essentiels, spéciaux. C'est dans le tissu interstitiel, général et accessoire à la fonction hépatique, qu'elle se développe. Il est facile de constater le fait[1].

[1]Faire des coupes avec le rasoir sur des foies frais à travers les granules tuberculeux.

On peut faire durcir préalablement le foie dans de l'alcool ou de l'acide chromique.

Mais l'on peut aussi, avec grand avantage, en faire dessécher des morceaux qui contiennent des tubercules. La dessiccation est très-avantageuse pour l'étude du tissu conjonctif en général.

Pour cela, il faut choisir des tubercules très-petits et qui laissent encore autour d'eux certaines portions de tissus saines. Des coupes pratiquées dans leur épaisseur et mises sous l'objectif montrent, comme sur notre dessin (pl. II, fig. II), une grande tache blanchâtre et transparente, au milieu de la substance foncée du foie. C'est un faisceau de tissu conjonctif. L'aspect fibreux de la substance fondamentale intercellulaire a disparu par l'acidulation, mais on remarque un réseau de cellules plasmatiques très-bien dessiné à droite, où ces éléments sont à peu près normaux (fig. II, 3). En se dirigeant vers le centre, on les voit qui s'élargissent et qui renferment un grand nombre de noyaux (fig. II, 2). Tout à fait à la partie centrale, on n'aperçoit plus que des noyaux, pressés les uns contre les autres (fig. II, 1). Que les cellules qui avoisinent la granulation continuent à proliférer et elles finiront par confluer, les espaces intercellulaires qui les séparent disparaîtront, la tubérosité s'arrondira, et la multiplication nucléaire s'étendant ainsi de proche en proche, toute l'épaisseur de la substance conjonctive finira par être envahie. L'on ne trouvera plus, au milieu des cellules hépatiques, qu'une masse de noyaux analogue à celle de la partie centrale.

Mais le tubercule n'acquiert jamais des dimensions bien considérables, de cette manière. Lorsque la cause qui lui donne naissance est énergique, elle ne manifeste pas sa puissance par la grandeur des procès morbides, mais par leur multiplicité. Il arrive alors que sur des points plus ou moins rapprochés, il se forme plusieurs foyers de développement, et c'est ainsi que de grandes étendues de tissus peuvent être atteintes par cette sorte de végétation tuberculeuse.

Quoi qu'il en soit, si l'on pratique des coupes sur des tubercules trop étendus et occupant toute l'épaisseur de la trabécule conjonctive, on n'apercevra qu'un îlot de petits noyaux, au milieu des cellules hépatiques, sans qu'on puisse retrouver les traces du tissu qui leur a donné naissance et auquel ils se sont substitués. Ils sembleront alors développés dans la substance même du foie, ce qui pourrait conduire à des conclusions erronées sur le siége du tubercule.

Les vaisseaux et les canalicules hépatiques qui rampent

dans le tissu interlobulaire se rencontrent fréquemment dans le voisinage et même dans l'épaisseur des granulations tuberculeuses. Celles-ci se développent parfois dans les membranes externes de ces canaux.

Nous n'avons jamais rencontré de cavernes dans le foie, dues au ramollissement de masses tuberculeuses.

Tubercules du rein.

Le rein se compose de nombreux tubes, rectilignes dans la substance tubuleuse et enroulés dans la couche corticale. Ils sont contenus dans une enveloppe résistante, fibreuse (*tunique propre*, *albuginée*), et reliés entre eux par un tissu conjonctif peu abondant, au milieu duquel rampent les vaisseaux et les nerfs. Ce tissu est plus développé dans la substance médullaire que dans la substance corticale. Il se condense en membrane à la superficie du rein, en formant une sorte de doublure à la tunique albuginée. On peut le considérer comme un stroma, à l'intérieur duquel sont disposés les canalicules urinifères.

Dans certains cas pathologiques, il prend un développement beaucoup plus considérable que celui qu'il possède à l'état normal. C'est ce qui a lieu dans la maladie de Bright. L'épithélium rénal s'hypertrophie, subit la dégénérescence graisseuse et s'élimine par une sorte de desquamation. Le tissu conjonctif interstitiel s'accroît dès lors sensiblement et amène la transformation fibreuse du rein. Ce phénomène rappelle celui qui accompagne la cirrhose du foie.

On ne rencontre guère de tubercules dans le rein, que chez les sujets atteints de tuberculisation générale. Ils siégent surtout dans le tissu conjonctif sous-jacent à l'enveloppe corticale, ils soulèvent légèrement cette membrane, à travers laquelle ils s'aperçoivent par transparence. Lorsqu'on les trouve dans l'intérieur de la glande, c'est dans le tissu connectif intertubulaire qu'ils sont développés[1]. Notre dessin en établit la preuve (pl. II, fig. III).

Vers la droite, les tubes urinifères sont parfaitement in-

[1] On fait subir au rein les mêmes préparations que celles indiquées pour le foie.

tacts (fig. III, 1, 2, 3). Le tissu conjonctif interstitiel est sans altération, il est parsemé de noyaux plasmatiques de dimensions et de formes normales (fig. III, 5). Il faut remarquer cependant, qu'au milieu d'eux se trouvent des noyaux de capillaires avec lesquels il est difficile de faire la différence. Au fur et à mesure qu'on se dirige vers la gauche du dessin, les espaces intertubulaires s'élargissent, les noyaux s'y accumulent, s'y pressent les uns contre les autres en acquérant des dimensions plus considérables (fig. III, 6). Plus loin, ces espaces ont pris une largeur extraordinaire et sont farcis de noyaux (fig. III, 8).

Les tubes rénaux sont comme englobés dans la masse tuberculeuse; leur épithélium est visiblement altéré (fig. III, 4). Si nous avions compris toute la nodosité dans le dessin, en le prolongeant à gauche, il aurait représenté, dans cette partie, une masse formée de noyaux en voie de dégénérescence graisseuse, au milieu de laquelle il était impossible de discerner les canalicules urinifères.

Il s'ensuit que, vu la disposition anatomique du rein, une masse tuberculeuse, développée dans le tissu conjonctif intertubulaire, enveloppe un certain nombre de tubes dont l'épithélium, devenu graisseux, concourt à la formation du détritus caséeux. Est-ce à dire pour cela que le tubercule du rein consiste dans l'altération des cellules épithéliales de l'organe ? Évidemment non, car cette lésion n'est que consécutive.

Le procès morbide qui siége dans le tissu conjonctif et que nous venons de décrire, agit sur les éléments propres de la glande urinaire, soit en gênant la circulation, soit en déterminant leur inflammation dans une étendue plus ou moins grande.

Avec l'idée que l'on se fait généralement du tubercule, et qui consiste à regarder comme tel tout produit caséeux, on est en droit de comprendre sous cette dénomination les éléments les plus divers. L'épithélium rénal et les noyaux de prolifération des corpuscules conjonctifs sont, avec cette théorie, des productions tuberculeuses au même titre les unes que les autres.

D'un autre côté, si l'on n'envisage que la forme, tous les éléments qui entrent dans une tumeur miliaire ou une nodosité plus considérable seront nécessairement aussi pris pour du tubercule.

Appliquées à l'organe qui nous occupe, ces différentes manières de caractériser les procès morbides n'ont rien de rationnel ni de scientifique. En effet, nous rencontrons une altération pathologique, identique par son siége, sa provenance, ses éléments, son évolution, etc., à celle que nous avons vue dans les séreuses, les muqueuses, le foie, etc.; puis, à côté d'elle et au milieu d'elle, un autre produit consistant dans la lésion plus ou moins avancée du revêtement épithélial des tubes urinifères, lésion que nous retrouvons dans d'autres affections du rein, notamment dans la maladie de Bright.

Il faut donc admettre, dans une masse tuberculeuse développée dans le parenchyme rénal, deux productions différentes, l'une primitive, siégant dans le tissu interstitiel, due à la prolifération des corpuscules conjonctifs, et dont les éléments sont représentés par de petits noyaux brillants ou granulés: c'est pour nous le tubercule; l'autre consécutive et appartenant à l'épithélium des canalicules plus ou moins altéré. Ces deux produits, en subissant la dégénérescence rétrograde, forment des masses ramollies, caséeuses, de dimensions variables.

Dans le rein, comme dans les organes que nous avons passés en revue, le tissu conjonctif est donc exclusivement le siége du tubercule. Nous le voyons, vrai parasite, comprimer, étouffer les éléments au milieu desquels il se développe, tarir leur source de nutrition et les entraîner avec lui dans la même métamorphose régressive.

Cependant les désordres qu'il occasionne ne s'étendent pas d'ordinaire très-loin. Comme il entre dans son essence d'affecter la forme de nodosités circonscrites, les usages du rein ne peuvent être compromis, d'une façon bien sensible, que par le nombre des petits procès tuberculeux, et on les trouve rarement très-abondants.

Les urines de certains phthisiques sont quelquefois albumineuses; il y aurait lieu de se demander si cette altération dépend de la présence des tubercules dans les reins. Mais ceci appartient à l'histoire clinique du tubercule, qui prendra plus de précision lorsque l'on s'entendra mieux sur l'essence de cette production pathologique.

Tubercule du testicule.

Le testicule est une glande essentiellement composée de canaux flexueux (*canalicules spermatiques*), emprisonnés dans une enveloppe propre, fibreuse : la *tunique albuginée*. La face interne de cette membrane est doublée d'un tissu conjonctif lâche et émet de nombreux prolongements, constituant des cloisons qui divisent la glande en lobules et convergeant toutes vers le corps d'Highmore. Celui-ci n'est lui même qu'une cloison épaisse, à son origine, et naissant du bord postérieur du testicule.

Chaque lobule renferme deux ou trois canalicules, unis entre eux par du tissu conjonctif. En sorte que l'on peut considérer le testicule comme formé d'une gangue connective, dans laquelle serpentent les canalicules.

On rencontre assez fréquemment le tubercule du testicule [1]. Il siége de préférence dans le tissu conjonctif des cloisons interlobulaires, dans celui qui relie les canalicules et surtout l'épididyme, enfin, dans la couche sous-jacente à la tunique albuginée. Nous ne parlons pas du tubercule de la vaginale; il en a été question à propos des membranes séreuses.

Dans les cloisons, il constitue souvent des nodosités assez considérables, dues à l'agglomération de granulations multiples.

Sa présence dans la glande spermatique occasionne parfois à l'épithélium des canalicules, des altérations analogues à celles qui s'observent dans les tubes urinifères, lorsqu'il siége dans le rein. Aussi les masses tuberculeuses du testicule sont souvent complexes, se composent de tubercule proprement dit et de produits accessoires et consécutifs, dont quelques-uns augmentent les dimensions de la glande et en altèrent les formes. Elle devient bosselée, douloureuse et finit par s'ulcérer.

La fig. IV de la pl. II représente une portion de tubercule développé dans une cloison. Son évolution étant ici la même que dans les organes dont nous nous sommes entretenus, nous nous y arrêterons peu. Le centre de la gra-

[1] Mêmes préparations que pour le foie.

nulation est représenté par un amas de petits noyaux qui proviennent de la prolifération des corpuscules conjonctifs (fig. IV, 1). Dans les parties avoisinantes, on peut voir ces corpuscules en voie de multiplication nucléaire (fig. IV, 2).

Lorsque l'on considère les éléments qui entrent dans la structure du testicule, on se demande naturellement si les auteurs ne comprennent pas, sous le nom de tubercule, des procès de nature et de siége différents. En effet, l'épithélium des canalicules est susceptible, comme toutes les productions cellulaires de ce genre, de subir des altérations de nutrition, consistant dans l'hypertrophie et la multiplication de ses éléments. C'est ce qui constitue son inflammation. Ces lésions peuvent être déterminées par le tubercule lui-même, développé dans le tissu interstitiel. Mais elles peuvent naître sous d'autres influences, et alors le produit inflammatoire, qu'il soit constitué par une simple prolifération cellulaire ou qu'il soit purulent, s'accumulera dans les canalicules circonscrits et étranglés par les cloisons plus ou moins enflammées elles-mêmes; il donnera lieu à des masses isolées, *tuberculiformes*, et, quand la métamorphose régressive s'en emparera, il sera pris pour du tubercule, si l'on regarde la consistance caséeuse comme la caractéristique de ce procès morbide.

Une masse dite tuberculeuse peut donc provenir d'altérations diverses et atteindre des éléments différents de la glande. Ou bien elle est constituée par une production toute particulière, siégeant toujours dans un tissu unique et ayant une évolution spéciale que nous avons décrite plus haut; ou bien elle résulte des troubles inflammatoires des cellules épithéliales des canaux spermatiques; ou bien enfin, elle est formée par la réunion de ces deux produits; ajoutons que le tissu conjonctif intercanaliculaire peut aussi s'enflammer, et compliquer encore les conditions du procès pathologique.

On comprend combien il est préjudiciable à la pratique de confondre, sous une dénommination commune, des productions aussi diverses par leur nature, et cela, parce qu'elles offrent une analogie grossière de forme et d'aspect. Nous verrons avec détails, lorsque nous étudierons la tuberculisation pulmonaire, combien sont importantes les données micrographiques appliquées à l'anatomie pathologique.

En ce qui concerne le testicule, il y aurait un grand intérêt pour la clinique chirurgicale à chercher à bien spécifier les cas qui se rapportent à la diathèse tuberculeuse et de les différencier sur le vivant, si cela est possible, des affections simplement inflammatoires. Il ne serait même pas sans utilité de connaître leur fréquence relative.

En résumé donc :

Le tubercule se présente dans la glande spermatique comme une production tout à fait identique à celle que l'on observe dans les séreuses, les muqueuses, le foie et le rein.

Il siége exclusivement dans le tissu conjonctif de l'organe, soit entre les lobules, soit entre les canalicules, soit dans la tunique propre, soit dans la tunique vaginale.

Il se développe sous forme de granulations simples, isolées ou agglomérées.

Des productions accessoires, consécutives ou non et consistant dans l'altération du revêtement épithélial des canalicules, viennent souvent s'adjoindre aux nodosités tuberculeuses.

Le produit de l'inflammation de l'épithélium peut constituer à lui seul des masses caséeuses, offrant la forme du tubercule, mais n'ayant avec lui aucun rapport, ni par le siége, ni par l'évolution, ni par les éléments.

Les produits tuberculeux et inflammatoires, jouissant de la propriété commune de subir la métamorphose graisseuse, de s'épaissir par la résorption de leurs parties liquides et par le dépôt de sels fixes, acquièrent cet état caséeux que l'on a regardé jusqu'ici comme le caractère essentiel du tubercule.

Tubercule du poumon.

Le poumon est une glande toute spéciale, destinée à mettre le sang en communication avec l'air atmosphérique. De là sa disposition en vacuoles, communiquant avec l'air ambiant au moyen des bronches. Ce que l'on appelle parenchyme pulmonaire se compose: 1° de nombreux vaisseaux sanguins; 2° d'un épithélium; 3° des ramuscules bronchiques; 4° d'un tissu interstitiel qui relie toutes ces parties.

La plèvre forme au poumon une sorte de tunique propre, dont la face interne envoie un grand nombre de cloisons qui divisent l'organe en lobes. Ceux-ci se divisent ensuite en lobes secondaires qui se subdivisent à leur tour en lobules de plus en plus petits, jusqu'à ce qu'enfin les dernières divisions constituent les vésicules pulmonaires. La plèvre est construite sur le type général des séreuses.

Les grandes cloisons qui circonscrivent des lobes et des lobules volumineux ont l'épaisseur et la composition de la plèvre. Les cloisons secondaires sont de moins en moins épaisses et diminuent proportionnellement au volume des lobules; mais toutes sont formées de tissu conjonctif et sont ordinairement parsemées de taches de pigment, dont les granulations moléculaires sont contenues principalement dans le réseau des cellules plasmatiques, dans leurs noyaux et quelquefois dans la substance intercellulaire.

Les cloisons servent de support aux vaisseaux et aux bronches dont les divisions dichotomiques correspondent à celle des trabécules interlobulaires.

Les dernières subdivisions du lobule donnent la *vésicule pulmonaire* (*cellule aérienne*, *alvéole du poumon*), dont les parois sont des cloisons incomplètes qui laissent communiquer entre eux les alvéoles d'un même lobule. Elles offrent une structure toute particulière et sont constituées par un réseau de fibres élastiques entrelacé avec un réseau de capillaires, le tout relié par une substance fondamentale homogène granulée et ne *renfermant pas de cellules plasmatiques.* La face interne des vésicules est tapissée d'une couche unique d'épithélium dont les cellules contiennent aussi très-souvent des granulations pigmentaires. On rencontre parfois des éléments dérivés de ces globules dans les crachats de bronchite, ce qui donne à ceux-ci un aspect grisâtre et les fait paraître comme saupoudrés de cendres.

L'étude du tubercule dans les poumons est compliquée et laborieuse; cependant presque tous les observateurs ont décrit le siége et l'évolution de ce procès pathologique d'après cet organe[1]. Aussi sont-ils arrivés à des conclusions

[1] L'étude sur des poumons frais est très-difficile, surtout lorsque l'on veut avoir des vues d'ensemble. Elle se fait sur des coupes pra-

contradictoires. Nous allons essayer de jeter quelque jour sur cette question importante.

Ce que l'on indique généralement par le nom de *tubercules pulmonaires* se présente avec des dimensions très-variables, depuis celles d'un petit grain de mil jusqu'à celles d'une noix. On comprend aussi sous cette dénomination des masses plus ou moins étendues, diffuses, irrégulières et que l'on a désignées, depuis LÆNNEC, par l'expression d'*infiltration tuberculeuse*.

On a beaucoup discuté sur le siége primitif du tubercule, dans le poumon; les uns veulent que ce soit les vésicules, les autres le tissu interlobulaire, la muqueuse des dernières ramifications bronchiques; d'autres enfin admettent que ce sont les alvéoles et le tissu cellulaire indifféremment.

Voyons maintenant ce que l'observation microscopique nous apprend.

Si l'on porte son étude sur des masses trop ramollies, pulpeuses, on n'apercevra rien que des molécules graisseuses. Tous les éléments morphologiques auront disparu, il n'existera plus qu'un détritus, sillonné par plus ou moins de fibres élastiques. C'est pour avoir examiné de la matière *dite tuberculeuse* à cet état, que certains observateurs sont arrivés à conclure que le tubercule ne renferme aucun élément organisé, mais simplement des granulations moléculaires. Il ne pouvait en être autrement, car pour eux tout produit de consistance caséeuse étant du tubercule, ils ne devaient rencontrer dans ces productions mortes que des débris désorganisés.

---

tiquées avec des ciseaux courbes. On s'en sert surtout pour l'observation des éléments isolés. Mais quand il s'agit de bien voir leurs rapports entre eux et avec les différentes parties du poumon on se sert de pièces sèches.

Il est avantageux de les faire sécher après qu'elles ont été insufflées. Pour cela on étreint dans une ligature la partie sur laquelle on veut faire des recherches. Elle se trouve naturellement insufflée par l'air qui se trouve emprisonné dans ses mailles.

Il devient alors très-facile de pratiquer, au moyen du rasoir, des coupes aussi minces que l'on veut. Après cela il ne s'agit plus que de se familiariser avec un certain nombre de petites manipulations que l'on apprend par la pratique.

Ces masses pulpeuses peuvent appartenir à toutes espèces de procès pathologique, tous les éléments organiques étant susceptibles de passer par cette phase ultime, qui constitue la métamorphose rétrograde. Il faut donc prendre, pour l'étude, des parties qui offrent encore assez de fermeté pour faire supposer que les éléments qui les composent sont encore intacts.

Examinées à divers degrés de consistance et de grandeurs, les productions que l'on considère d'habitude comme du tubercule, siégent dans des parties différentes du tissu pulmonaire, se présentent avec des aspects variables et montrent des éléments de dimensions, de formes et de provenances diverses.

1° Les unes, représentées par la fig. II de la pl. III, ont pour siége les vésicules du poumon. Le dessin comprend trois portions d'alvéoles, séparées par les faisceaux de fibres élastiques qui entrent dans la composition de leurs parois. Les éléments qui forment ces masses sont, comme on peut le voir, les cellules épithéliales des alvéoles. Elles ont pris un développement exagéré, sont distendues en grande partie, par de grosses granulations graisseuses et remplissent complétement la vésicule (fig, II, 1). Quelques-unes atteignent des dimensions considérables. Mais après avoir subi cette hypertrophie, elles se détachent des surfaces qu'elles recouvrent, se compriment mutuellement et ne constituent plus que des débris organiques privés de vie. Il y a là un travail pathologique analogue à celui qui s'opère dans les cellules épithéliales des tubes urinifères, dans la maladie de Bright.

Ces globules ainsi altérés dans leur nutrition, se détruisent, tombent en déliquium et ne forment plus qu'un magma graisseux.

En examinant ces éléments isolés et sortis des alvéoles, comme cela peut se faire facilement sur les bords de la préparation, on trouve des cellules épithéliales de toutes les grandeurs et à divers degrés d'altération (fig. III). Les unes très-volumineuses, fortement distendues par de grosses perles graisseuses, ne laissent plus apercevoir leurs noyaux (fig. III, 1, 2). D'autres moins granulées, moins altérées, s'éloignent peu du type normal (fig. III, 3). On en trouve qui sont remplies de pigment soit à l'état de granulations, soit en parcelles plus étendues.

Les masses ainsi constituées sont ordinairement colorées en jaune brun, mais à mesure que les éléments se dissolvent et tombent en détritus, cette coloration tend à disparaître. Il se fait une résorption des parties liquides, le produit prend de l'épaississement.

Voilà une des formes sous laquelle se présente la matière prétendue tuberculeuse. Ce procès morbide est une simple hypertrophie de l'épithélium pulmonaire. A-t-il quelque analogie avec celui que nous avons trouvé dans les séreuses, les muqueuses, le foie, le rein, le testicule et que nous avons regardé comme du tubercule? Évidemment non; ni le siége, ni la forme, ni l'origine des éléments constitutifs ne les rapprochent. Ils n'ont de commun que la faculté de se transformer en matière caséeuse.

Mais en revanche, cette lésion pulmonaire offre une similitude complète avec une foule de productions épithéliales pathologiques. Le rein, comme nous l'avons dit plus haut, présente une altération semblable dans la néphrite albumineuse. Elle s'observe dans le testicule et dans le poumon lui-même, au premier degré de la pneumonie.

De plus, les grosses cellules graisseuses se forment dans la bronchite, on les retrouve en plus ou moins grande abondance dans les crachats.

Plaçant ailleurs que dans la forme générale et la consistance les caractères du tubercule, nous conclurons hardiment que les masses constituées comme celle que nous venons de décrire, n'appartiennent pas à ce procès morbide. Elles ne sont qu'une des formes de la pneumonie, qu'un premier degré d'irritation inflammatoire, par laquelle se manifestent les troubles de nutrition de l'épithélium pulmonaire.

2° Une autre constitution des masses dites *tuberculeuses* est indiquée par la fig. IV de la pl. III, qui représente plusieurs portions d'alvéoles avec leur contenu. Celui-ci est constitué par de grosses cellules épithéliales plus ou moins graisseuses et pigmentées, comme nous en avons vu dans la forme précédente (fig. IV, 2). D'autres renferment un nombre variable de noyaux (fig. IV, 3). Enfin, on remarque de petites cellules de grandeurs diverses.

Ce procès que l'on recontre très-souvent n'est pas un produit définitif. Ce n'est qu'une phase transitoire de l'évolution d'un autre procès que nous examinerons plus loin.

En suivant son développement, on remarque que certains globules épithéliaux des vésicules pulmonaires, ordinairement augmentés de volume, possèdent deux, quatre et six noyaux (fig. IV, 3). Cette multiplication se fait par division du noyau primitif (fig. IV, 6), les fragments s'éloignent les uns des autres et il en résulte une cellule à plusieurs noyaux. Le contenu des cellules multinucléaires semble s'accumuler autour de chaque noyau, un linéament clair les sépare, et la cellule se segmente bientôt elle-même suivant cette ligne (fig. IV, 4). Il en résulte autant de cellules jeunes qu'il y avait de noyaux dans la cellule-mère. Ainsi s'effectue la prolifération d'un certain nombre de nouveaux éléments, lesquels peuvent, à leur tour, et de la même façon, en procréer d'autres.

Cette division successive des cellules, ayant lieu dans l'épithélium des muqueuses en général, et dans celui du poumon en particulier, tend à deux résultats :

a) Lorsqu'elle se manifeste sous l'influence d'une cause active, aiguë, elle aboutit rapidement à la formation du pus. Aussi, si l'on examine la pneumonie purulente ordinaire au deuxième degré, on y trouve les mêmes éléments formateurs que dans la fig. IV de la pl. III, à savoir : grosses cellules épithéliales, cellules à plusieurs noyaux, cellules se segmentant, petites cellules jeunes, mais en plus des globules purulents. A mesure que le procès se développe, le nombre de ces derniers augmente et finit par remplir la vésicule, à l'exclusion de tout autre. L'évolution se termine par la transformation de tout l'épithélium en pus.

b) L'irritation inflammatoire, tout en suivant la marche qui aboutit à la formation du pus, peut arriver à la création dernière d'un élément qui en diffère. Cette production semble se former plus lentement et sous une impulsion qui dénote moins d'énergie dans la cause déterminante. Les segmentations successives de l'épithélium, au lieu de produire le globule purulent, engendrent une cellule globuleuse à noyau simple et un peu plus grosse que le globule de pus; c'est le *globule muqueux*. On le retrouve en abondance dans les crachats de bronchite, dans les catarrhes des voies respiratoires et autres (fig. IV, 8).

C'est cette formation que représente la fig. IV de la pl. III. Elle constitue le deuxième degré de la pneumonie que nous nommerons, avec VIRCHOW, la *pneumonie catarrhale*. Si dans le dessin, nous remplacions, par des globules de pus, les globules muqueux, déjà abondants dans la vésicule qui se trouve à la partie inférieure et à droite de la figure, nous aurions le deuxième degré de la pneumonie purulente. Du reste, au milieu des éléments de celle-ci, on rencontre généralement des globules muqueux (pl. IV, fig. I, 3).

Ces deux espèces de pneumonie ne diffèrent donc nullement par leur mode d'évolution et, sous le rapport anatomique, il n'y a entre elles de différence que dans le produit final.

On rencontre, dans les noyaux d'induration du poumon, regardés jusqu'ici comme du tubercule, la pneumonie purulente et la pneumonie catarrhale à cette phase de leur évolution que nous venons de décrire. Mais c'est cette dernière qui est de beaucoup la plus fréquente. La raison en est en partie, selon nous, à ce que les éléments de prolifération, en s'accumulant dans les vésicules, s'y trouvent souvent comprimés, étouffés et meurent avant d'avoir atteint le terme auquel ils tendaient. Ils subissent alors le sort de toutes les productions mortes abandonnées dans l'organisme. Leurs principes liquides sont résorbés, ils se déforment et passent ensuite par la transformation rétrograde plus ou moins caséeuse, selon la quantité de sels fixes combinés avec la graisse.

Voilà comment il se fait, croyons-nous, que l'on rencontre souvent dans les poumons prétendus tuberculeux, la pneumonie catarrhale à mi-chemin de son évolution, et présentant des éléments globulaires de toutes les grandeurs et de toutes les formes. Ajoutons que dans ces poumons la fréquence relative, entre la pneumonie catarrhale et la pneumonie purulente, est tout à l'avantage de cette première.

Lorsque la transformation graisseuse s'est emparée du procès morbide, les cellules pâlissent et disparaissent ordinairement les premières ; les noyaux résistent plus longtemps et apparaissent brillants dans les vésicules pulmonaires pleines d'un détritus granuleux.

Personne n'admettra, je suppose, qu'il y ait la moindre ressemblance entre cette altération et le tubercule, tel que nous l'avons vu se développer dans les autres organes. Cette pneumonie qui aboutit, en dernière analyse, à la formation du globule muqueux, par un procédé identique de tout point avec celui qui donne le globule de pus, se développe sous les mêmes influences que la pneumonie ordinaire, attendu qu'il n'est pas rare de rencontrer dans certaines sécrétions muqueuses morbides ces deux globules mélangés dans des proportions diverses. Nous la rangerons donc dans la grande catégorie des affections inflammatoires, et nous chercherons ailleurs le tubercule pulmonaire.

3° Un autre aspect que présentent les masses prétendues *tuberculeuses*, est indiqué pl. IV, fig. IV. Si l'on examine ce procès à un degré trop avancé et lorsqu'il a déjà été éprouvé par la métamorphose régressive, ou bien, si la préparation n'est pas heureuse, on n'y voit que des noyaux plus ou moins bien conservés et reposant sur un fond granuleux (fig. IV, 1). Mais s'il est encore assez récent, on pourra s'apercevoir, surtout sur les bords de la pièce et en dissociant les éléments, qu'il est formé par l'agglomération de cellules décrites plus haut comme des globules muqueux (fig. IV, 2). Ils sont souvent déformés, allongés par suite de la compression qu'ils exercent les uns sur les autres et des changements qui surviennent dans les proportions des liquides et des solides qui entrent dans leur constitution.

C'est le même procès morbide que celui dont nous venons de faire l'histoire et qui se trouve représenté pl. III, fig. IV, mais à une phase plus avancée de son développement. Aussi peut-on remonter de l'un à l'autre en examinant des vésicules à divers degrés d'évolution et présentant toutes les transitions, depuis le début de la multiplication des noyaux et de la segmentation des cellules, jusqu'à leur résolution complète en globules muqueux.

Le globule muqueux est, comme le globule purulent, une production destinée à être rejetée de l'économie ; elle n'a qu'une existence de courte durée. Lorsqu'il se trouve accumulé dans les vésicules pulmonaires, il s'altère promptement, tombe en détritus graisseux, tandis que les noyaux, plus résistants et devenus libres, ont pu passer aux yeux de certains observateurs pour des corpuscules propres au tubercule.

On peut donc établir entre les deux dernières formes d'altération que nous venons de passer en revue et qui constituent deux degrés de la pneumonie catarrhale, le même rapport que celui qui existe entre le deuxième et le troisième degré de la pneumonie ordinaire purulente (hépatisation rouge et hépatisation grise).

Il ne faut pas croire que la pneumonie catarrhale soit toujours circonscrite. Elle envahit, comme la pneumonie purulente, des poumons entiers ou de grandes portions d'organes. Nous l'avons trouvée, chez un enfant mort des suites de rougeole, occupant tout un poumon et une partie considérable de l'autre. Tout le monde sait du reste, combien les pneumonies offrent d'aspects variés. Je ne sache pas qu'on ait caractérisé la pneumonie catarrhale par ses apparences extérieures, ni qu'on ait essayé de déterminer les conditions cliniques dans lesquelles elle se développe.

4° Outre les trois formes de lésions que nous venons de décrire, on trouve dans les masses tuberculiformes du poumon un autre procès pathologique, mais dont les éléments sont quelquefois transformés et dénaturés à tel point que l'on a pu souvent méconnaître leur nature et les prendre pour des productions toutes particulières. Il est indiqué par les fig. I, II et III de la pl. IV.

a) Dans les fig. I et II l'on peut reconnaître le pus, représenté par des noyaux ronds et granulés à l'état frais (fig. II) et par des cellules globuleuses à trois ou quatre petits noyaux, lorsqu'il est traité par l'acide acétique (fig. I). Parmi les globules purulents, on voit des cellules à un seul noyau, qui sont communes dans la pneumonie purulente et qui sont le produit spécial de la pneumonie catarrhale : ce sont des globules muqueux (fig. I, 3).

L'on peut rencontrer des vésicules dans lesquelles la formation du pus est en train de s'effectuer et qui ressemblent à la période correspondante de la formation du globule muqueux figurée pl. III, fig. IV. Seulement, au lieu des globules muqueux mêlés aux cellules épithéliales formatrices, on trouve des globules de pus.

b) Le pus, en séjournant dans les alvéoles du poumon, éprouve des modifications dans sa composition et dans la forme de ses éléments. Les parties liquides sont résorbées, il y a ce que l'on appelait anciennement *inspissation*, les globules se déforment, se ratatinent. Les principes solides dominant, ils réfractent plus fortement la lumière et prennent, sous le microscope, un aspect brillant, *vitreux*. C'est le pus *concret* (fig. III).

Vu en masse, le pus ainsi modifié présente des corpuscules agglutinés, brillants, granulés, à contours incertains (fig. III, 1). Mais si l'on isole ces éléments, on s'aperçoit qu'ils ont perdu en partie leur forme globuleuse et qu'ils sont plus ou moins anguleux (fig. III, 2). On en trouve souvent encore quelques-uns qui, en s'imbibant de liquide, reprennent un peu leur forme primitive et laissent voir leurs noyaux (fig. III, 3). Mais ce n'est qu'en parcourant les transitions, par lesquelles passent les cellules purulentes pour arriver à cet état, que l'on peut s'édifier sur la nature de ces corpuscules brillants, pressés les uns contre les autres et contenus dans les vésicules pulmonaires.

Il n'y a rien d'étonnant à ce que le pus, ainsi altéré, ait donné lieu à des méprises. Comme il se présente dans les pneumonies vésiculaires sous la forme tuberculeuse et qu'il acquiert, d'un autre côté, la consistance caséeuse par des métamorphoses successives, il a été pris nécessairement pour du tubercule.

5° Jusqu'ici nous n'avons encore rien décrit, dans le poumon, qui ait la moindre ressemblance avec ce que nous avons considéré comme du tubercule, dans les organes que nous avons étudiés. Mais voici enfin un procès morbide dont le siége et l'évolution nous y ramènent (pl. III, fig. I).

Il est développé dans le tissu conjonctif interlobulaire, petit et en forme de nodule. Son centre se compose d'une grande quantité de petits noyaux libres (fig. I, 1). Dans les parties environnantes, se remarquent des îlots de noyaux, renfermés dans des espaces étoilés qui ne sont rien autre chose que des cellules plasmatiques (fig. I, 2). Celles-ci deviennent de moins en moins volumineuses, à mesure que l'on s'éloigne de la nodosité. A une certaine distance, elles ne renferment plus qu'un noyau et forment un véritable réseau à la partie inférieure du dessin (fig. I, 3). De nombreuses taches de pigment se remarquent dans la nodosité tuberculeuse et dans les corpuscules conjonctifs (fig. I, 4).

L'altération que nous voyons là, nous l'avons vue dans les membranes et dans les autres glandes. C'est une petite tumeur miliaire, constituée par des éléments nucléaires résultant de la prolifération des cellules plasmatiques du tissu connectif interstitiel. Nous sommes évidemment en droit de l'appeler d'un autre nom que les autres procès du même organe que nous venons de décrire plus haut. Nous continuerons à lui donner celui de *tubercule.*

Il siége toujours dans le tissu interlobulaire et dans la plèvre, circonstance qui n'avait pas échappé à beaucoup d'observateurs. Tantôt il envahit les parois d'une bronche, tantôt celles d'un vaisseau. Il affecte la forme d'un grain, dont plusieurs s'agglomèrent souvent en formant des tubérosités plus considérables. Les parois des vésicules pulmonaires ne renfermant point de corpuscules conjonctifs, ne lui donnent jamais lieu.

Les granulations tuberculeuses n'offrent rien de spécial à la glande pulmonaire, leur évolution est la même que dans tous les autres organes. Elles aboutissent, dans leur phase ultime, à la décomposition graisseuse et à la transformation caséeuse. Il va sans dire que, suivant la disposition du réseau des cellules plasmatiques des cloisons interlobulaires, elles présentent de petites variations d'aspect, pouvant même dépendre de la direction de la coupe pratiquée à travers ce réseau.

6° Il existe enfin, dans les noyaux d'induration du poumon, un sixième procès pathologique avec lequel le tubercule ne manque pas d'avoir une certaine analogie: c'est l'inflammation du tissu conjonctif interlobulaire. Il y a d'abord identité de siége, et les éléments affectés sont aussi les cellules plasmatiques. Les modifications qu'elles éprouvent, dans la première période de l'inflammation, ressemblent presque entièrement à celles du début du tubercule, mais si l'on considère la suite du développement, les différences se dessinent et le résultat final n'est pas le même. L'inflammation aboutit au globule purulent, le tubercule à un noyau simple ou à une très-petite cellule presque accolée à son noyau.

Nous essaierons plus loin de compléter le diagnostic différentiel de ces deux lésions morbides, en nous fondant sur quelques points les plus saillants de leur développement. Pour le moment, analysons rapidement la marche du procès inflammatoire dans le tissu conjonctif, comparativement à l'évolution du tubercule.

On remarque tout d'abord une hypertrophie de la cellule plasmatique (pl. IV, fig. V, 1), puis son noyau se divise en deux ou trois segments au plus (fig. V, 2). Mais aussitôt cette division du noyau opérée, l'enveloppe de la cellule se scissionne aussi, et il en résulte autant de cellules jeunes que de segments nucléaires (fig. V, 3). Ces jeunes cellules se divisent à leur tour (fig. V, 4), les prolongements étoilés des corpuscules disparaissent, et au bout d'un certain temps, il y a une augmentation plus ou moins considérable du nombre des éléments cellulaires. C'est ce que VIRCHOW appelle une *hypertrophie numérique* ou *hyperplasie*.

De ce degré d'évolution, le procès inflammatoire peut prendre des directions différentes: ou bien la segmentation des cellules continue et aboutit à la formation du pus, ou bien les éléments donnent lieu à une augmentation de tissu. Il y a formation de fibres nouvelles, retour à la forme des corpuscules conjonctifs, et l'inflammation laisse, comme traces de son passage, un épaississement du tissu normal.

Ce travail s'effectuant dans le tissu interlobulaire, peut donner lieu à l'une ou à l'autre de ces terminaisons. Mais c'est surtout cet état intermédiaire, caractérisé par l'augmentation du nombre des éléments cellulaires, que l'on pourrait confondre avec le tubercule. En effet, lorsque ceux-ci sont accumulés en grand nombre, que leurs contours sont pâles, leurs noyaux seuls visibles, cette méprise peut se commettre (pl. III, fig. V). Mais si on les isole, si l'on prend en considération que les noyaux ne sont pas rassemblés ni pressés les uns contre les autres, comme dans les granulations tuberculeuses, si enfin l'on considère que le procès morbide occupe uniformément des espaces plus ou moins considérables, au lieu de former des nodules, on écartera d'emblée la nature tuberculeuse de cette altération.

Telles sont les différentes lésions anatomiques que l'on rencontre dans les masses désignées sous le nom de *tubercules pulmonaires*, dénomination fondée sur la forme du procès pathologique et sur les caractères de la phase ultime de son existence. Elles occupent deux parties différentes de la glande respiratoire, les vésicules et le tissu interlobulaire.

Voilà pourquoi on discute encore le siége du tubercule; les uns en font un produit des alvéoles, les autres un dépôt dans le tissu cellulaire. Tous sont dans l'erreur et tous sont dans le vrai. Oui, le tubercule, tel qu'on le comprend généralement, se développe dans les alvéoles pulmonaires, mais les faits que nous avons analysés, prouvent suffisamment, nous le croyons, que ces produits vésiculaires ne sont pas du tubercule. Oui, encore, le vrai tubercule siége dans le tissu connectif interlobulaire exclusivement.

Tous ces produits, isolés ou combinés, se rapportent à deux genres d'altérations pathologiques tout à fait différentes : l'inflammation dans ses divers degrés et le tubercule.

Le premier degré de l'inflammation se manifeste par l'hypertrophie des cellules épithéliales de la vésicule pulmonaire (pl. III, fig. II). Il se produit en elles une activité surabondante d'absorption, son volume devient parfois considérable, mais cette luxuriation aboutit à leur destruction.

L'excès des matériaux nutritifs n'a pas généralement ce résultat. Au lieu de les employer uniquement à son propre accroissement, la cellule les utilise à la prolifération d'éléments semblables à elle-même, ou bien elle s'épuise dans la production d'éléments hybrides, d'une durée éphémère et incapables de toute espèce de procréation: c'est le globule purulent et le globule muqueux.

On peut donc rencontrer, dans ces lésions inflammatoires, toutes les phases des pneumonies ordinaires. Il n'y a de différence que dans l'étendue de l'altération. Si elles occupent tout un poumon, un lobe entier ou une fraction de lobe un peu considérable, on prononcera sans hésitation, le mot *pneumonie*. Mais si elles se bornent à quelques lobules, à quelques vésicules; on dira : voilà du tubercule. Pourquoi cela ? C'est que généralement à une différence de forme s'en joint une dans la consistance.

A l'autopsie d'un sujet mort de pneumonie étendue, le produit inflammatoire qui remplit les vésicules s'y trouve depuis peu de temps, puisque la mort en a été la conséquence immédiate. Il est riche en parties liquides, il renferme des sucs abondants. Si l'on coupe une tranche dans un poumon hépatisé, la surface de section ruisselle de sérosité ou de pus dont les alvéoles sont gorgées.

Tandis que les noyaux d'induration dus aux pneumonies vésiculaires, développées plus ou moins lentement, existent dans les vésicules depuis un temps indéterminé. Les liquides se sont résorbés, des dépôts de sels fixes se sont faits dans leur intérieur, la crétification a pu même en résulter. De là, l'aspect lardacé qu'ils présentent (*tubercule cru*). Lorsque la transformation rétrograde s'en empare, la graisse se trouve mêlée aux principes salins et c'est ce qui leur donne la consistance caséeuse.

Telles sont les conditions qui déterminent les différences d'aspect entre les pneumonies étendues et celles que nous nommerons lobulaires, vésiculaires, *tuberculiformes*.

Du reste, dans quel embarras ne se trouve-t-on pas, la plupart du temps, avec les théories régnantes sur le tubercule ! Quand on rencontre des portions de poumons un peu considérables et qui présentent une induration analogue à celle des noyaux pneumoniques dont nous parlons, on déclare que l'on a affaire à de la *pneumonie chronique*. Ce n'est donc qu'une question de forme et d'étendue.

Cependant on admet une pneumonie lobulaire et vésiculaire *pouvant dégénérer en tubercule*, dans laquelle « l'inflam-« mation, au lieu de s'étendre sur un lobe entier, envahit le « poumon par petites places séparées par du parenchyme « sain.... Quelquefois aussi les exsudations ont lieu dans les « vésicules isolées ou dans des groupes de vésicules qui for-« ment alors, au milieu du parenchyme pulmonaire hyperé-« mié, *de petites tumeurs solides*, *jaunes* ou *grisâtres* (pneu-« monie vésiculaire, granulations de BAYLE). L'exsudat peut « offrir toutes les terminaisons que nous avons mentionnées; « souvent il se *dessèche* et se change en *masses tuberculeuses*,

« terminaisons qu'on observe chez les sujets tuberculeux et « chez des sujets d'ailleurs parfaitement sains[1]. »

Voilà un procès morbide qui est pneumonie au début et tubercule à la fin. Mais écoutons le même auteur parlant de la *phthisie non héréditaire.*

« Dans ces cas, la tuberculisation pulmonaire apparaît « chez des sujets dont les parents étaient parfaitement sains « et dont la jeunesse s'est passée sans symptômes de tuber« cules. La marche de l'affection est alors rarement chro« nique. Les phases de chaque tubercule pris isolément « dans ces cas aigus sont au fond les mêmes, mais leur « mode de groupement est autre; rarement isolés, ils for« ment en général des groupes arrondis, serrés, souvent « distribués avec beaucoup de régularité dans le poumon, « ou bien ils remplissent d'une manière uniforme de grandes « portions de poumons. Ils nous donnent ainsi l'image « exacte d'une *pneumonie vésiculaire et lobulaire, dont l'ex« sudat s'est tuberculisé.* Le ramollissement arrive avec ra« pidité et donne lieu à des cavernes qui peuvent remplir « jusqu'aux deux tiers du poumon[2]. »

Avons-nous affaire ici à du tubercule ou à de la pneumonie? Peut-on saisir la moindre différence entre le tubercule ainsi constitué et la pneumonie vésiculaire décrite plus haut?

Voilà dans quelle confusion l'on est tombé en ne pénétrant pas dans le fond de l'organisation et du développement des procès morbides. C'est surtout pour n'avoir pas comparé les produits dits *tuberculeux* du poumon avec les autres altérations de cette glande d'une part, et avec le tubercule des autres organes, d'autre part, que l'on s'est arrêté si longtemps à ces caractères grossiers bornés aux apparences extérieures.

Il ne faut pas se figurer que les masses désignées sous le nom d'*infiltration tuberculeuse*, soient seules composées des produits de pneumonies; les petites granulations miliaires ne sont aussi, le plus souvent, que le résultat de l'inflammation d'un groupe de quelques vésicules. Il n'y a entre

[1] Foerster, *loc. cit.*

[2] *Ibid.*

elles et de grandes nodosités, de grandes masses d'infiltration qu'une différence du plus au moins dans l'étendue de la lésion. Ces granulations sont grisâtres ou jaunâtres, elles passent par le ramollissement graisseux et offrent tout à fait les apparences du tubercule, tel que nous l'avons décrit à maints endroits. Il ne faut donc pas se fier à la forme miliaire et à l'aspect extérieur, pour se prononcer sur la nature des petites granulations que l'on rencontre dans le poumon. Si l'on peut, à simple vue, constater qu'elles reposent sur le tissu interlobulaire, on sera en droit de déclarer, presque avec sûreté, que l'on a affaire à du tubercule. Mais autrement, il faut faire ses réserves.

Quelle peut être la cause capable de déterminer ainsi la forme circonscrite de ces pneumonies vésiculaires? Il y a longtemps que l'on a regardé la pneumonie lobulaire comme la conséquence de la bronchite catarrhale et due à la propagation de l'inflammation des radicules bronchiques aux vésicules pulmonaires. Nous croyons à l'efficacité de cette cause.

Mais il est une autre circonstance à laquelle on peut rapporter, selon nous, une partie de ces pneumonies tuberculiformes. « Il est beaucoup de pleurésies partielles, bornées à « un très-petit espace, qui ne produisent guère d'autres acci« dents qu'une douleur vive dans un point du thorax, un peu « de dyspnée et quelquefois point ou très-peu de fièvre; telle « est par exemple, l'origine de la plupart des points doulou« reux qu'on observe si souvent dans le cours de la phthi« sie pulmonaire; dans ce cas, il n'y a presque jamais d'é« panchement de liquide[1].» Ces inflammations circonscrites sont beaucoup plus fréquentes qu'on ne pourrait le croire. Pourquoi l'inflammation se localise et se dissémine ainsi? Ce n'est pas ici le lieu d'agiter cette question. Il n'en est pas moins vrai que l'on rencontre une foule de poumons dont la plèvre est parsemée de plaques, généralement un peu opaques, laiteuses, sans adhérences, sans altérations dans le poli de la surface. Comme lésion de structure, on trouve une augmentation des éléments globulaires de la membrane.

Ces phlegmasies ne se bornent pas à la plèvre viscérale,

[1] Grisolle, *Traité de pathologie interne.*

mais se propagent dans les prolongements qu'elle envoie dans l'intérieur de la glande et qui constituent le tissu interlobulaire. Il en résulte que l'inflammation se transmet aux vésicules environnantes et détermine ces noyaux pneumoniques que l'on prend pour du tubercule. Ces altérations ont de la tendance à se localiser aux sommets des poumons. Il y a beaucoup de vieillards qui en offrent des exemples.

Est-ce à dire que les vésicules pulmonaires ne puissent s'enflammer spontanément et donner lieu à des noyaux d'induration, indépendants de l'inflammation primitive des bronches, de la plèvre et du tissu interlobulaire ? Nous croyons certainement le contraire. Leur épithélium est de la même nature que celui des autres muqueuses. Or il y a certaines dispositions générales qui prédisposent les sujets aux inflammations de ces membranes. De là ces catarrhes interminables, suscités par les causes les plus légères. La muqueuse pulmonaire n'échappe pas à cette sorte de diathèse, et c'est là l'origine la plus commune des pneumonies qui constituent la phthisie pulmonaire. Nous reviendrons sur ce sujet à propos de la nature du tubercule.

Mais nous alléguera-t-on, rien n'explique d'une façon bien satisfaisante cette forme toute particulière de granulations ou de noyaux plus étendus, séparés par du parenchyme sain et parsemant le poumon, de même qu'il reste toujours assez étrange à concevoir que des pneumonies aussi circonscrites et qui n'entraînent pas la mort immédiatement ne se résolvent pas à la longue, tandis que l'on voit des pneumonies ordinaires considérables disparaître au bout d'un certain temps sans laisser de traces appréciables.

Rappelons-nous que l'épithélium des vésicules pulmonaires repose sur une substance conjonctive qui ne renferme pas de cellules plasmatiques, par conséquent, une fois qu'il est détruit, *sa reproduction est impossible*, et il ne peut y avoir formation de pus, ni d'ulcération, ni de tissu cicatriciel, par le moyen des parois alvéolaires. Ces phénomènes ne peuvent se passer que dans le tissu conjonctif interlobulaire.

Si donc une pneumonie se déclare dans un poumon entier ou une fraction de poumon, il pourra se présenter deux cas fort différents l'un de l'autre.

A. Dans le premier, *tout l'épithélium est détruit.* Cette destruction peut avoir lieu de différentes manières, comme dans les diverses espèces de pneumonies que nous avons décrites : 1° les cellules se détruisent par tuméfaction graisseuse; 2° elles disparaissent par résolution en globules muqueux et purulents ; 3° elles meurent par la compression qu'elles exercent les unes sur les autres et sur les vaisseaux qui les nourrissent, lorsqu'après une prolifération excessive elles sont accumulées et tassées dans les vésicules.

Une fois cette destruction opérée, la guérison des parties affectées est impossible. Les vésicules privées d'épithélium, distendues par le produit pathologique, ne jouissent plus de leurs propriétés physiologiques. Elles ont perdu leur pouvoir actif de modifier d'une façon sensible ces produits et de s'en débarrasser par une résorption complète. Ceux-ci restent dans les alvéoles et y éprouvent la transformation rétrograde au bout d'un certain temps. En sorte que, si l'inflammation s'étend à des portions considérables de poumon, l'organe ne pouvant reprendre ses fonctions, la mort est inévitable.

B. Mais les progrès de l'inflammation peuvent se borner avant que toutes les cellules épithéliales soient détruites. Celles qui restent pourvoient alors à la reproduction du revêtement. La vésicule reprend ses fonctions, modifie puissamment et activement les produits morbides qu'elle renferme et les résorbe promptement. Il y a *résolution, guérison.*

Lorsque l'affection inflammatoire s'est emparée d'un lobe entier, je suppose, il peut arriver que toutes les vésicules n'aient pas éprouvé le même degré d'altération. Les unes arrivent à une complète désorganisation et les autres recouvrent leurs usages. Certaines portions du parenchyme reprennent leur perméabilité et les autres restent indurées. Les groupes de vésicules qui ne rentrent pas dans l'état normal sont plus ou moins étendus, ce qui donne des noyaux d'induration de grandeurs variables. Lorsqu'un individu a survécu quelque temps à une pneumonie dont les symptômes aigus se sont dissipés, et qu'à l'autopsie on trouve indurées des portions de poumons un peu étendues, on dit que *la pneumonie a passé à l'état chronique.* Mais, si la résolution s'est opérée d'une façon inégale par portions circonscrites et qu'au milieu du parenchyme pulmonaire revenu à l'état normal on constate de petites masses d'induration, en forme de granulations ou de nodosités plus ou moins grandes, on dit que *la pneumonie a engendré le tubercule.* Voilà comment il se fait qu'on accuse les affections inflammatoires du poumon, dans la rougeole et autres circonstances, d'être une source fréquente de l'affection tuberculeuse. Mais ces prétendus tubercules ne sont que des groupes de vésicules dont les produits d'inflammation ne se sont pas résolus comme dans le reste du tissu au milieu duquel ils se trouvent, et cela parce que leur épithélium a éprouvé une destruction complète, ce qui n'avait pas eu lieu dans les vésicules avoisinantes.

Il est encore une cause toute spéciale qui détermine aussi des inflammations partielles dans les alvéoles du poumon : c'est la présence du tubercule lui-même dans le tissu connectif interstitiel. Comme dans les autres parties de l'organisme où nous l'avons trouvé, il peut exister pendant longtemps, sans occasionner la moindre réaction. Aussi trouve-t-on parfois des individus morts d'affections étrangères aux organes de la respiration, dont le poumon renferme une grande quantité de granulations tuberculeuses, sans aucune trace de pneumonie. Mais le tubercule borné au poumon n'entraîne pas la mort ; il peut y faire un long séjour et avoir le temps de provoquer autour de lui des altérations consécutives, soit dans les cloisons interlobulaires, soit dans les vésicules environnantes. On ne peut donc espérer l'y rencontrer isolé que dans ces cas fortuits, ou bien chez des sujets rapidement enlevés par une tuberculisation aiguë. Et nous entendons par tuberculisation aiguë, celle qui envahit rapidement toutes les séreuses et les viscères, et qui entraîne la mort sans que les granulations aient eu le temps de se ramollir et de provoquer de l'inflammation.

Ici surgissent d'importantes et de nombreuses questions. Il y a des pneumonies vésiculaires qui naissent d'emblée ou qui succèdent à des pneumonies ordinaires plus ou moins étendues, d'autres qui sont consécutives à l'inflammation des bronches, de la plèvre et du tissu interlobulaire, d'autres enfin dues à la présence du tubercule. A-t-on les moyens de pouvoir reconnaître celles qui accompagnent ce dernier procès ou au moins d'en déterminer la fréquence relative? Les difficultés sont grandes. Lorsque des individus succombent à des désordres pulmonaires, attribués jusqu'alors aux tubercules, on sait à quel degré de destruction la glande respiratoire est parvenue. Comment aller retrouver au milieu de ces cavernes, de ces masses d'infiltration pneumonique, à divers états de ramollissement, les nodosités tuberculeuses toujours petites et qui, ayant apparu à une époque déjà éloignée, sont détruites elles-mêmes par la transformation rétrograde? Car le procès tuberculeux n'a qu'une existence éphémère, il disparaît rapidement par la dissolution de ses éléments en détritus graisseux.

Arrivées à la phase ultime de leur évolution, les pneumonies vésiculaires consécutives aux tubercules ne sont pas faciles à spécifier. La tuberculisation des autres organes ne permet pas de conclure à l'existence des granulations de nature tuberculeuse dans le poumon. Des recherches sont à faire dans ces différentes directions; mais nous n'avons pas encore les éléments nécessaires pour la solution des questions que l'on peut soulever à ce sujet.

Tout ce que nous croyons être en droit d'avancer, c'est que l'*immense majorité* des lésions appelées communément *tubercules pulmonaires*, n'en sont pas et n'ont aucun rapport de cause avec le procès tuberculeux, comme nous le comprenons et comme nous l'avons décrit. Il faut d'abord rejeter toute l'infiltration; elle n'appartient dans presque aucun cas au tubercule. Ensuite, parmi les granulations il en est: 1° qui ne se rapportent pas plus que l'infiltratien à l'évolution tuberculeuse; 2° quelques-unes sont du tubercule véritable; 3° un certain nombre sont formées de tubercule et de pneumonie consécutive ou non.

D'après cela, le tubercule ne serait donc pas plus commun que celui des membranes et des autres glandes? Nous sommes porté à le croire. Mais ce ne sera qu'avec de nombreux faits, soigneusement analysés, que l'on pourra répondre à cette question.

Mais, dira-t-on, ce procès morbide que vous appelez *pneumonie lobulaire*, *vésiculaire*, *circonscrite*, *tuberculiforme*, diffère de la pneumonie ordinaire par sa marche, sa forme et d'autres caractères spécifiques encore. Voilà pourquoi il convient de lui donner un autre nom. Soit, je le veux bien, mais si vous voulez continuer à l'appeler tubercule, nous avons beaucoup plus de raisons encore de vous demander une appellation spéciale pour ce procès morbide qui se développe dans le tissu conjonctif et que l'on rencontre dans tous les organes, toujours identique à lui-même et sans analogue dans les autres altérations pathologiques ; tandis que votre tubercule à vous, offre une similitude complète avec les pneumonies, par la provenance, la formation et l'évolution de ses éléments, et qu'il n'en diffère que par la forme et l'acuité plus ou moins grande de la cause déterminante. C'est quelque chose, sans doute, au point de vue clinique, que ces différences ; mais est-ce que, sous ce rapport, l'inflammation ne se rencontre pas avec tous les degrés dans les autres parties de l'organisme? Que ces pneumonies naissent sous certaines influences générales, inhérentes à la constitution ou au tempérament des sujets, ce que nous admettons, doit-on en faire pour cela un genre d'altération à part? Que l'on en fasse une espèce particulière, rien de mieux; elle trouvera certainement ses analogues dans d'autres organes. Car on sait combien sont fréquentes ces phlegmasies chroniques chez les sujets scrophuleux, à constitution détériorée ou héréditairemnt prédisposés.

La marche spéciale de ces pneumonies vésiculaires n'est du reste qu'une conséquence de leur forme. Une pneumonie circonscrite n'est pas immédiatement mortelle. Le produit pathologique séjourne dans le poumon et s'y épaissit parce qu'il y a résorption de ses parties liquides. Cette résorption a-t-elle quelque chose de spécial? Il se transforme en graisse. N'est-ce pas là un phénomène commun, à presque toutes les parties organiques privées de vie? Il prend une consistance caséeuse, mais elle résulte du mélange de la graisse avec les sels calcaires et autres. Cette abondance de principes salins tient à la proportion relativement moindre des liquides. Et si la quantité absolue est plus grande, ce qui est possible, elle dépend des dépôts de sels fixes qui ont pu s'effectuer secondairement dans les vésicules pulmonaires.

Nous ne voyons donc là rien de spécial dans ces procès pathologiques en eux-mêmes; il n'y a de particulier que les conditions dans lesquelles il se trouvent.

Parlerons-nous des cavernes, des hémoptysies, des fibres élastiques retrouvées dans les crachats, comme signes de l'existence des tubercules dans le poumon? D'après ce qui a été exposé, on comprend que ce sont les conséquences des pneumonies vésiculaires et non celles du tubercule. Le produit inflammatoire accumulé dans les alvéoles entraîne la déchirure de leurs parois, la rupture des capillaires, et le ramollissement, en favorisant l'expulsion au dehors ou la résorption des masses caséeuses, creuse des excavations parfois très-considérables.

Si nous nous reportons aux diverses opinions des auteurs sur le tubercule, nous verrons que les faits sur lesquels ils ont basé leurs théories sont justes, mais incomplets, ce qui les a entraînés, par de fausses interprétations, à des conclusions erronées.

Andral, Cruveilhier et Lallemand ont prétendu que le tubercule n'est qu'une transformation particulière du pus. En effet, comme nous l'avons démontré, les masses tuberculiformes du poumon sont souvent constituées par du pus, à divers degrés d'altération. Mais alors, si le tubercule est du pus, ce n'est pas une production particulière, c'est un produit inflammatoire, c'est de la pneumonie.

M. Küss le considère comme une production épithéliale des vésicules pulmonaires. Si l'on accepte l'expression de tubercule pour ces masses caséeuses du poumon, elles sont composées, en effet, du produit de prolifération des cellules épithéliales. Mais l'évolution qu'elles parcourent est celle de la pneumonie. M. Küss avait vu les faits tels qu'ils se passent et, en attribuant le produit morbide à une génération cellulaire, il rompait ainsi avec la théorie de l'exsudat, à laquelle se cramponnent malheureusement encore beaucoup d'observateurs.

Foerster et M. Luys regardent le tubercule comme formé par un exsudat amorphe, s'organisant en cellules de diverses grandeurs. Ces cellules existent en effet dans ces noyaux soi-disant tuberculeux, mais elles ne dépendent pas d'un exsudat organisable, comme M. Küss l'a démontré, et surtout, elles ne constituent pas le tubercule. Nous croyons l'avoir suffisamment prouvé.

Lebert voit dans le tubercule un corpuscule spécifique

dont la description indique qu'il a eu affaire généralement à des globules purulents, plus ou moins déformés par l'inspissation ou à des noyaux de globules muqueux.

Enfin, le plus grand nombre des observateurs admet que « les tubercules sont des corps d'un blanc jaunâtre ou gri- « sâtre, de forme ordinairement ronde, d'un volume très- « variable, *sans traces d'organisation*, durs à leur origine « mais déjà friables[1]. » Si l'on n'a pas vu d'organisation, c'est qu'on n'y a pas regardé d'assez près ou que l'on a toujours examiné le produit à un degré de ramollissement trop avancé.

D'une manière générale, ces diverses opinions ont du vrai, si l'on admet que les noyaux d'induration du poumon sont du tubercule, car on y rencontre en effet du pus sous différents aspects, des cellules épithéliales de diverses grandeurs, et, le ramollissement consommé, il n'y a plus traces d'organisation appréciables.

Mais ainsi envisagé, le procès tuberculeux est toute espèce de choses, il renferme de tout, n'est susceptible d'aucune définition, n'est point semblable à lui-même dans le même organe, et encore moins, dans des organes différents.

Nous nous résumerons en disant:

Il existe dans le poumon deux classes de lésions pathologiques, confondues sous la dénomination commune de tubercule : 1° des inflammations de différentes espèces et à divers degrés ; 2° du tubercule.

Les inflammations siégent dans le tissu conjonctif interstitiel ou dans les vésicules pulmonaires.

Les inflammations interstitielles ont pour résultat la multiplication des éléments cellulaires des cloisons interlobulaires, leur épaississement ou leur suppuration.

Les inflammations des alvéoles donnent lieu aux différentes pneumonies que l'on peut ramener à trois espèces.

La première espèce consiste dans l'hypertrophie simple de la cellule épithéliale, sa dégénérescence graisseuse, puis sa mort (pl. III, fig. II).

La deuxième espèce est la pneumonie catarrhale, que l'on

---

[1] Grisolle, *loc cit.*

rencontre dans les masses caséeuses à deux périodes différentes de son évolution.

La première période, *formatrice,* est caractérisée par l'existence de cellules de diverses grandeurs, et sur lesquelles on peut observer le mécanisme de leur multiplication. Cette multiplication aboutit à la formation du globule muqueux que l'on peut trouver en plus ou moins grande quantité, suivant que cette période est plus ou moins avancée dans son évolution. Elle offre cette particularité, que les éléments de prolifération, en s'accumulant dans la vésicule, peuvent être étouffés et mourir, ce qui entraîne leur dégénérescence avant que le but auquel tendait cette prolifération ait été atteint (pl. III, fig. IV).

Dans la deuxième période, *finale*, toutes les cellules épithéliales sont arrivées, par des segmentations successives, à leur résolution complète en globules muqueux (pl. IV, fig. IV).

La troisième espèce de pneumonie est la pneumonie purulente, qui offre aussi deux périodes correspondantes à celle de la pneumonie catarrhale.

La période formatrice présente un aspect à peu près semblable à celui de la pneumonie catarrhale, seulement au lieu du globule muqueux, il y a formation du globule de pus. Elle se montre moins fréquente parce qu'elle ne semble pas susceptible de s'arrêter par la mort prématurée de ses éléments. Elle constitue l'hépatisation rouge.

A la période finale toutes les cellules épithéliales ont disparu et les vésicules sont pleines de pus. C'est l'hépatisation grise (pl. IV, fig. I).

Le pus, en séjournant dans les alvéoles pulmonaires, devient concret. Les particules liquides sont résorbées, ses éléments se ratatinent, et se déforment au point que des observateurs ont pu méconnaître leur nature (pl. IV, fig. III).

Outre ces diverses productions inflammatoires, on rencontre dans le poumon un procès spécial, siégeant exclusivement dans le tissu conjonctif interlobulaire et la plèvre, se développant suivant un mode d'évolution particulier et aboutissant à un nodule constitué par une agglomération de noyaux (pl. III, fig. I).

Ce procès peut exister seul dans le poumon ou bien être mêlé à des produits d'inflammation.

Mais la plus grande partie des masses dites *tuberculeuses* sont exclusivement de la pneumonie vésiculaire, sans coexistence de tubercules.

Tous ces produits inflammatoires ou tuberculeux jouissent de la propriété commune de se ramollir par la métamorphose graisseuse de leurs éléments, de s'épaissir par résorption, de fixer plus ou moins de sels calcaires et de donner lieu à une sorte de pulpe caséeuse ou à des concrétions pierreuses. Nous exposerons plus loin le mécanisme de ces transformations.

De tout ce qui précède, il résulte : que l'on doit cesser d'appeler tubercules ces noyaux d'induration, si fréquents dans le poumon, et que, si l'on ne veut pas leur donner le nom générique de *pneumonie*, il faut revenir à l'ancienne dénomination de *phthisie pulmonaire*, qui ne préjuge rien sur la nature du procès morbide ; à moins toutefois qu'on ne rende à l'expression de tubercule son vrai sens étymologique, qualifiant exclusivement la forme des procès pathologiques quels qu'ils soient.

Tubercule des ganglions lymphatiques. — De la scrophule.

Les glandes lymphatiques sont des organes dont la structure anatomique n'est pas encore parfaitement connue. Elles se composent d'une *membrane d'enveloppe*, d'une *couche corticale* et d'une *substance médullaire.*

L'enveloppe forme une sorte de capsule qui recouvre la glande tout entière, à l'exception des points d'où émergent les vaisseaux (*hile*). Elle est formée exclusivement de tissu conjonctif avec de nombreuses cellules plasmatiques et des fibres élastiques fines.

De la face interne de cette capsule partent une foule de trabécules, de lames plus ou moins épaisses, qui s'unissent entre elles en formant un réseau très-régulier. Les cavités de ce réseau constituent des vacuoles qui communiquent probablement entre elles, comme les vésicules du poumon. C'est ce que l'on appelle les *alvéoles* ou *follicules* de la couche corticale. Les cloisons qui les séparent contiennent des corpuscules conjonctifs particuliers, à noyaux volumineux.

La cavité des alvéoles renferme des noyaux et des cellules analogues à ceux du chyle et de la lymphe et qui sont contenus dans un réseau trabéculaire.

La substance médullaire se compose de rameaux vasculaires sanguins et d'un plexus lymphatique. Ces différents vaisseaux sont soutenus par du tissu conjonctif assez abondant.

Il y a donc dans la composition des ganglions lymphatiques deux espèces d'éléments globulaires : les corpuscules conjonctifs et les cellules spéciales des alvéoles. Celles-ci sont petites, rapprochées de leurs noyaux (pl. III, fig. VI, 1) et mêlées à des noyaux libres. Ces cellules et ces noyaux ont une analogie assez frappante avec les éléments qui composent une granulation tuberculeuse, en sorte qu'une coupe d'alvéole ressemble beaucoup, sauf quelques particularités, à celle d'un nodule tuberculeux.

L'histoire du tubercule, dans les ganglions lymphatiques, n'a pas été jusqu'ici plus exacte que celle du même procès morbide dans le poumon, et la cause en est la même. Nous avons vu que dans la glande pulmonaire, les produits de pneumonie à différents degrés d'évolution sont regardés comme du tubercule, par la seule considération qu'ils offrent souvent, mais non toujours, la forme circonscrite, et surtout parce qu'ils acquièrent la consistance caséeuse. Il en est de même pour les glandes lymphatiques, à quelques régions qu'elles appartiennent.

On sait avec quelle facilité ces organes s'hypertrophient et s'engorgent, dans les différentes parties du corps. La moindre irritation des surfaces d'où émanent les vaisseaux lymphatiques se transmet aux ganglions, et il en résulte un travail particulier dans les éléments cellulaires des follicules.

Il consiste dans l'augmentation de volume et de nombre de ces éléments. Le produit pathologique s'accumule dans les alvéoles et les distend, ce qui entraîne l'hypertrophie de toute la glande. Si l'on pratique une coupe au travers d'un ganglion hypertrophié, on trouve dans les follicules, outre les petites cellules normales à un seul noyau, de grosses cellules à noyau unique, et d'autres, parfois immenses, avec deux, quatre, six, dix noyaux (pl. III, fig. VI, 2, 4). En cherchant à saisir le mécanisme de leur multiplication, on peut arriver à constater qu'elle se fait par scission ou par endogénèse.

Ce travail hyperplastique a pour conséquence immédiate la distension du follicule et l'augmentation de volume de la glande; mais il produit un phénomène plus éloigné et mis en relief par VIRCHOW : c'est l'augmentation du nombre des globules blancs du sang ou *leucocytose.* Les cellules alvéolaires, abondamment produites, se détachent et se mêlent au sang rouge sous forme de globules blancs.

Bornée là, l'irritation n'entraîne qu'une exagération de l'état fonctionnel de la glande. A un degré de plus ou dans des conditions différentes, d'autres phénomènes ont lieu. Les éléments de prolifération, naissant de plus en plus nombreux sous l'influence irritative, s'accumulent dans les follicules, au lieu de s'écouler par leurs voies naturelles, et le ganglion *s'engorge.*

Comment se fait la rétention de ces globules dans les vacuoles de la glande? Elle pourrait peut-être s'expliquer par la propagation de l'inflammation aux trabécules que traversent les vaisseaux efférents. Ceux-ci se trouveraient alors comprimés et obstrués par l'épaississement des cloisons; leurs parois pourraient elles-mêmes participer à cette inflammation et diminuer par là le calibre des vaisseaux.

Quoi qu'il en soit, si l'on fait une coupe dans un ganglion engorgé, on trouve les follicules considérablement augmentés de capacité et remplis de cellules, dont beaucoup encore sont en voie de prolifération (pl. III, fig. VI). Ces éléments ainsi retenus éprouvent le sort de ceux que nous avons vus se former dans les alvéoles pulmonaires.

A partir de ce moment, les fonctions de la glande sont détruites. Les cellules des follicules ne sont plus des éléments physiologiques; elles forment un produit morbide qui subit bientôt la dégénérescence rétrograde et qui séjourne plus ou moins longtemps dans les alvéoles.

Tantôt l'irritation qui lui a donné lieu occasionne des désordres dans les cloisons, la capsule et les parties avoisinantes, il y a suppuration, destruction de ces parties. Il se forme une tumeur qui s'abcède et le produit des alvéoles s'écoule avec le pus, en lui donnant un aspect plus ou moins grumeleux. C'est ce qui constitue l'adénite suppurée. Mais le plus ordinairement le ganglion reste engorgé pendant longtemps. Le contenu des follicules subit les modifications qu'éprouve toute substance organique abandonnée au milieu des tissus. Il y a résorption des principes liquides, et, quand la métamorphose régressive survient, elle donne lieu naturellement à une matière grasse, concentrée, mêlée à des sels : c'est *l'état caséeux.* Ajoutons que ces produits sont renfermés dans des loges, ce qui leur donne la forme circonscrite, tuberculeuse.

Après être restée stationnaire pendant un temps plus ou moins long, un ganglion engorgé provoque souvent autour de lui une suppuration ordinairement lente, chronique. La peau, l'enveloppe de la glande, les cloisons des alvéoles s'ulcèrent, et la matière caséeuse, qui se trouve renfermée dans les follicules, s'échappe sous forme de grumeaux comparés à du fromage. Mais, comme les cloisons ne se détruisent que lentement et successivement, cette matière met un certain temps à s'évacuer. C'est ce qui constitue la *scrophule,* les *strumes*, les *écrouelles*, affections que l'on regarde comme dépendantes de la diathèse tuberculeuse, parce que l'on considère ces grumeaux caséeux comme du tubercule, c'est-à-dire comme un produit spécial, dû à une sécrétion morbide et se rencontrant dans tous les organes avec les mêmes caractères. Matière caséeuse et tubercule sont admis comme synonymes.

Telles sont les altérations que l'on rencontre journellement dans les ganglions lymphatiques. Ce sont elles qui constituent les ganglions dits tuberculeux des bronches (*phthisie bronchique*), ainsi que ceux du mésentère (*carreau*). Est-ce là l'affection que nous avons décrite comme du tubercule dans les glandes et les membranes, est-ce là un produit spécial?

Qu'une irritation vienne à se manifester aux surfaces cutanées ou muqueuses, immédiatement les ganglions qui reçoivent les vaisseaux lymphatiques émanant de ces régions s'hypertrophient et très-souvent s'engorgent. Une écorchure au pied retentit sur les ganglions inguinaux, une dent cariée sur les ganglions sous-maxillaires etc.

Quand il s'agit de ganglions superficiels, ce phénomène

paraît naturel; mais, s'il a lieu dans les ganglions profonds, on semble généralement ignorer que l'engorgement se produit sous des influences semblables. Ainsi, par exemple, nulle part on ne le rencontre plus fréquemment qu'aux ganglions bronchiques. Ceux-ci reçoivent leurs lymphatiques afférents des muqueuses bronchique, pulmonaire et de la plèvre. Or on sait combien ces membranes sont disposées aux inflammations de toutes sortes. Par conséquent, toutes les fois que le poumon renferme des traces de bronchite, de pneunomie et de pleurésie, il ne doit rien y avoir de bien extraordinaire à trouver des ganglions bronchiques hypertrophiés ou engorgés. Aussi est-ce chose fréquente. On les rencontre presque toujours avec ces noyaux d'induration que nous avons désignés du nom générique de *pneumonies vésiculaires.* Et, tandis que l'on considère ces pneumonies comme du tubercule, parce qu'elles donnent lieu à un produit caséeux, pour la même raison, on rattache à la diathèse tuberculeuse ces affections ganglionnaires.

Nous verrons plus loin que la plupart de ces engorgements strumeux dépendent en effet d'un état général particulier, diathésique. Mais ce qu'il y a de spécial dans ces lésions, c'est la prédisposition à l'affection, sa généralisation et non le produit pathologique lui-même. Une cause accidentelle peut entraîner tout aussi bien un engorgement ganglionnaire, avec dégénérescence caséeuse. On lit partout, dans les livres classiques et autres, qu'à la suite d'adénites, les ganglions engorgés peuvent, au bout d'un certain temps, dégénérer en tubercules, ce qui veut dire en matière caséeuse. Et c'est d'après cette phase de l'évolution d'un procès morbide qu'on affirme l'existence d'une diathèse. On serait aussi autorisé à tirer une pareille conclusion, en constatant la même métamorphose dans un caillot sanguin abandonné au milieu des tissus.

Aussi faut-il reconnaître que bien des fois bon nombre d'observateurs consciencieux sont fort embarrassés. Il serait grand temps de restreindre la tuberculisation dans ses propres limites et de supprimer de son contingent tous ces cas de pneumonies, d'adénites etc. qui n'ont rien de commun avec la maladie tuberculeuse.

Certains sujets présentent une prédisposition toute particulière aux engorgements des ganglions; c'est ce que l'on nomme la *diathèse scrophuleuse.* Mais il est à remarquer que ces engorgements coexistent en général avec des inflammations chroniques des muqueuses et de la peau, membranes auxquelles se distribuent les vaisseaux lymphatiques. « *On voit souvent les tubercules du cou précédés pendant quelque temps par le gonflement de la lèvre supérieure et des ailes du nez et surtout par une légère inflammation de l'ouverture extérieure des narines*[1]. » En effet. qu'on jette les yeux sur un individu prédisposé aux scrophules, on constatera: lèvres grosses, gercées; dents cariées; gencives fongueuses et en général muqueuse buccale en mauvais état; angines; conjonctives rouges, boursoufflées; yeux châssieux; coryzas chroniques; croûtes dans le nez; bronchites interminables; écoulements leucorrhéiques et blennorrhagiques; dyspepsie; diarrhées; dermatoses de toutes sortes etc. Avec tout ce cortége d'affections catarrhales et cutanées l'on voit apparaître tôt ou tard des engorgements ganglionnaires. Mais alors rien ne semble plus naturel; les ganglions reflètent l'état de nutrition des surfaces cutanées et muqueuses. Et n'est-on pas en droit de conclure que ces adénites ne sont que consécutives aux inflammations membraneuses? Nous l'admettons dans un sens général: les flux muqueux, les dermatoses et consécutivement les engorgements ganglionnaires forment l'ensemble des affections scrophuleuses.

Nous ne voulons pas dire qu'il ne puisse arriver que les ganglions s'affectent primitivement. Mais nous croyons, que dans la majorité des cas, leurs altérations sont la suite des lésions des surfaces épithéliales dont la nutrition est altérée, surtout lorsqu'il s'agit de ces engorgements qualifiés de scrophuleux.

L'élément organique malade dans la scrophule semble être l'épithélium des muqueuses et de la peau. Il meurt par une sorte d'appauvrissement. Il se produit en lui une végétation dont le produit n'a pas le pouvoir de s'organiser en tissu de cellules: de là les flux muqueux, les dartres rongeantes etc.

---

[1] Roche, Sanson et Lenoir: *Nouveaux éléments de pathologie médico-chirurgicale.*

L'on a établi, entre la scrophule et le tubercule, un rapprochement qui a entraîné la plupart des observateurs à regarder ces deux affections comme presque identiques. En renfermant la maladie tuberculeuse dans les limites que nous lui avons tracées, ces rapports deviennent bien moins évidents ; mais, si l'on persiste à regarder comme du tubercule la matière caséeuse du poumon, des glandes lymphatiques etc., il y a en effet, entre ces produits et la diathèse scrophuleuse, un rapport facile à saisir.

Premièrement, la formation de ces noyaux de pneumonies vésiculaires tient le plus souvent à cette disposition générale aux inflammations épithéliales, d'où il suit que ces soi-disant tubercules pulmonaires sont sous la dépendance étiologique des scrophules. En second lieu, nous venons de voir que les ganglions prétendus tuberculeux ne sont, dans bien des cas du moins, que des engorgements consécutifs aux lésions des surfaces cutanées et muqueuses.

Donc le tubercule, tel qu'on le comprend généralement, mais qui n'est dans ces cas que de la pneumonie et de l'adénite, peut n'être qu'une manifestation de la diathèse scrophuleuse.

Mais il faut sortir de cette confusion.

Le scrophulisme est un état général avec prédisposition aux affections épithéliales des muqueuses et de la peau.

Ce que l'on prend pour du tubercule, dans le poumon, n'est ordinairement que le produit de l'inflammation de l'épithélium de la vésicule, pouvant prendre naissance, comme dans toutes les autres muqueuses, sous l'influence de la diathèse scrophuleuse.

Les ganglions dits tuberculeux ne sont généralement que des ganglions engorgés consécutivement aux altérations des surfaces où se rendent leurs vaisseaux lymphatiques afférents.

Le tubercule véritable est une lésion à part et qui n'a pas de rapport direct avec la scrophule.

Les ganglions que l'on regarde comme le plus communément affectés de tuberculisation sont les bronchiques et les mésentériques; les premiers dépendant de la muqueuse pulmonaire et les seconds de la muqueuse intestinale. C'est surtout chez les enfants que l'on rencontre cette altération, caractérisée par la prolifération des éléments cellulaires des alvéoles, par l'accumulation du produit dans ces cavités et sa dégénérescence graisseuse, caséeuse et crétacée.

Nous avons vu que l'engorgement des ganglions bronchiques est consécutif aux lésions des bronches, du poumon et de la plèvre. Celui des ganglions mésentériques dépendrait-il des altérations correspondantes de la muqueuse intestinale? Oui, certainement, dans la majorité des cas du moins. Aussi lit-on que les enfants affectés de carreau ont été plus ou moins longtemps atteints de diarrhée, et que l'on trouve presque toujours des ulcérations intestinales. LEBERT dit que « la membrane muqueuse gastro-intestinale « est rarement tout à fait saine chez les scrophuleux. « Quelquefois elle est le siége d'une inflammation; mais « elle est cependant bien plus souvent atteinte d'une *vicia-« tion de ses sécrétions, de dyspepsie ainsi que de diarrhée*, « si fréquente chez les scrophuleux[1]. » Du reste, cette relation entre les affections de la muqueuse digestive et celles des ganglions mésentériques a été énoncée par d'autres observateurs, car nous lisons dans le *Traité de pathologie interne* de M. GRISOLLE : « Mais il ne faudrait pas s'autoriser « de ces lésions (intestinales) pour dire avec quelques per-« sonnes que *l'engorgement et la dégénérescence des gan-« glions n'est qu'un effet de l'état de l'intestin.* » Et pourquoi pas? Est-ce que, lorsqu'on constate une adénite inguinale, on n'interroge pas immédiatement la verge, les membres etc., et si l'on y rencontre la moindre érosion, ne l'accuse-t-on pas, sans hésitation, d'avoir occasionné l'altération des ganglions?

Et puis, quelles sont les causes auxquelles on attribue généralement le carreau? « L'usage d'aliments de mauvaise nature, ou pris trop exclusivement parmi les farineux, l'allaitement artificiel.... *Tout ce qui peut irriter la membrane muqueuse gastro-intestinale d'une manière lente, chronique, continue ou fréquemment répétée*, comme les indigestions fréquentes, et par conséquent les aliments indigestes ou pris en trop grande quantité[2] » Et les mêmes auteurs, après avoir

---

[1] *Physiologie pathologique.*

[2] ROCHE, SANSON et LENOIR, *loc. cit.*

fait la description anatomique de cette affection ajoutent. « Ces résultats d'anatomie pathologique tendent à confirmer l'opinion des médecins qui regardent *la tuberculisation des ganglions mésentériques comme étant toujours produite par l'inflammation de la membrane muqueuse gastro-intestinale.* »

Il n'est pas nécessaire que la muqueuse proprement dite soit altérée pour provoquer l'affection ganglionnaire. Celle-ci peut exister sans qu'il y ait d'ulcération et même de traces bien appréciables d'inflammation. Mais, comme nous l'avons déjà dit, ce sont surtout les altérations de l'épithélium qui caractérisent la scrophule et qui entraînent ces engorgements chroniques des glandes lymphatiques. Or, comme le dit LEBERT, quelques lignes plus haut, *la muqueuse gastro-intestinale est rarement tout à fait saine chez les scrophuleux.* Qu'y a-t-il d'étonnant alors de rencontrer souvent chez eux les ganglions mésentériques engorgés!

Quoi qu'il en soit, si l'on examine un de ces ganglions appartenant au carreau, on ne trouve pas plus de tubercules que dans les autres ganglions dits tuberculeux. Là, comme ailleurs, on voit qu'il s'agit tout simplement d'un produit inflammatoire accumulé dans les follicules, par le mécanisme que nous avons expliqué ci-devant, produit qui subit la dégénérescence rétrograde et prend la consistance caséeuse.

Généralement donc, ce que l'on considère comme tuberculisation des ganglions lymphatiques n'est que la multiplication des éléments globulaires de leurs follicules, prenant naissance sous l'influence de causes diverses et constituant leur engorgement. Mais cela ne veut pas dire que le tubercule ne se développe pas dans ces glandes. On le rencontre dans le tissu conjonctif, surtout dans la membrane d'enveloppe. Il s'y forme aux dépens des cellules plasmatiques, de la même façon que dans tous les autres organes où nous l'avons étudié. Nous n'entrerons pas dans sa description. Seulement, lorsqu'il siége dans les cloisons alvéolaires, il est plus difficile qu'ailleurs de constater sa présence, à cause de la ressemblance de ses éléments avec ceux des alvéoles.

Tubercule de la pie-mère.

La pie-mère est une véritable toile vasculaire, dont les nombreux vaisseaux qui en forment la trame sont reliés et soutenus par un tissu conjonctif fibrillaire. Elle tapisse toutes les éminences et les dépressions de la surface de l'encéphale. Les vaisseaux qu'elle renferme sont destinés en grande partie à la substance nerveuse, mais elle en possède qui lui appartiennent en propre et qui constituent un réseau capillaire. La face externe de la pie-mère correspond à la face interne de l'arachnoïde, avec laquelle elle est unie. Dans la moelle, cette union n'a lieu que par quelques fibres, mais dans l'encéphale ces deux membranes adhèrent complétement par une grande partie de leurs surfaces et, dans les points où elles offrent l'union la moins intime, elles sont encore reliées entre elles par de nombreux prolongements.

Les points où l'arachnoïde et la pie-mère laissent entre elles des espaces, sont : entre le cervelet et le bulbe, au-dessous de la protubérance, des pédoncules cérébraux, dans la scissure de Sylvius etc. C'est précisément dans ces endroits que l'on rencontre le plus ordinairement des granulations tuberculeuses. C'est aussi là qu'il est le plus facile de les apercevoir. Elles se développent dans les faisceaux de tissu conjonctif qui soutiennent le réseau vasculaire. On en trouve qui englobent dans leur masse un ou plusieurs vaisseaux. Quelquefois elles sont disposées en chapelet le long des artères ou des veines un peu volumineuses. C'est dans la pie-mère surtout que l'on rencontre des vaisseaux dont la membrane externe est envahie par le procès tuberculeux.

Les tubercules de cette membrane sont généralement très-petits, ils arrivent rarement à un ramollissement complet. Mais on en rencontre souvent dont la transformation graisseuse du centre est très-prononcée.

Ils provoquent dans la pie-mère une réaction inflammatoire qui se traduit par une injection plus ou moins vive, par des produits *dits d'exsudation* et par des épanchements séreux dans les cavités de l'arachnoïde. Ce sont ces produits secondaires qui donnent lieu aux altérations fonctionnelles par lesquelles les centres nerveux manifestent leur état de souffrance, et qui permettent de conclure à l'existence des granulations tuberculeuses.

Le tissu dans lequel se développe le tubercule de la membrane vasculaire du cerveau, est le même que celui qu'il occupe dans les organes que nous avons déjà examinés. L'évolution du procès morbide est semblable, et ce sont les mêmes éléments anatomiques qui le procréent.

Si nous jetons un coup d'œil sur le dessin (pl. IV, fig. VI), nous remarquons que la granulation tuberculeuse qu'il représente offre déjà à son centre un commencement de transformation graisseuse. Un vaisseau artériel (fig. VI, 3) est compris dans la nodosité. Sa membrane externe est envahie par le procès, ses membranes moyenne et interne sont intactes. Les noyaux nombreux tassés, accumulés en un point saillant, sont le produit de la multiplication des cellules plasmatiques du tissu conjonctif. Celles-ci sont encore visibles dans les parties qui s'éloignent du centre ; elles laissent voir un nombre plus ou moins considérable d'éléments nucléaires dans leur intérieur.

Que le tubercule se développe dans le tissu conjonctif propre de la pie-mère ou dans celui des vaisseaux, c'est toujours le corpuscule de ce tissu qui en engendre les éléments. Les vaisseaux ne donnent pas lieu au procès morbide en tant que vaisseaux, mais comme organes composés en grande partie de tissu connectif.

Tubercule du cerveau.

Les centres nerveux se composent essentiellement d'éléments globulaires, créateurs et modificateurs du principe nerveux, et d'éléments fibreux, servant de conducteurs à ce principe. Mais, outre ces parties spéciales et essentielles aux fonctions nerveuses, il existe une substance intermédiaire, sorte de stroma qui relie tous ces éléments et qui rentre dans la catégorie des tissus de substance conjonctive. Elle renferme des éléments cellulaires, aujourd'hui assimilés aux cellules plasmatiques et jouant un très-grand rôle dans la pathologie du cerveau et de la moelle.

Cette substance, interposée entre les cellules et les fibres nerveuses, est extrêmement molle et fragile, en sorte qu'il est difficile de déterminer la forme de ses éléments cellulaires. On ne peut d'ordinaire que constater des noyaux granulés (pl. IV, fig. VII, 2), et si on les isole, quelques-uns apparaissent entourés de débris plus ou moins adhérents et appartenant probablement à la cellule (fig. VII, 1).

La substance conjonctive subit certaines modifications qui la rapprochent beaucoup, comme aspect, du tissu conjonctif ordinaire. Ces modifications s'observent dans les parties formant les parois des cavités encéphalo-rachidiennes et qui constituent ce que l'on nomme l'*épendyme*. Là on peut rencontrer, chez beaucoup de vieillards, la substance fondamentale présentant l'aspect fibreux et des corpuscules étoilés et fusiformes.

D'après cela, on comprend que l'estimation des facultés intellectuelles, d'après le volume du cerveau, est sujette à grande erreur, dans bien des cas, attendu que la quantité absolue de substance nerveuse est relative à la masse plus ou moins considérable de substance interstitielle. C'est ce qui explique les cerveaux volumineux chez certains individus à intelligence bornée. M. Küss a fait l'autopsie d'un idiot dont la substance cérébrale ne renfermait presque que du tissu conjonctif.

Les tumeurs du cerveau sont fréquentes, elles offrent généralement la forme de tubérosités, ce qui fait que beaucoup d'entre elles ont été rapportées à l'affection tuberculeuse, quand leur nature les en éloignait.

Il est à remarquer, qu'à propos de la tuberculisation du poumon, on a abandonné les caractères tirés de la forme pour spécifier le tubercule, en s'attachant principalement à la consistance du produit morbide. Dans le cerveau, au contraire, on a toujours semblé tenir plus de compte de la forme que de la consistance. Aussi presque tous les procès pathologiques ayant la forme d'une tubérosité, ont généralement été considérés comme des tubercules. Un grand nombre d'observations tombent dans cette confusion en comprenant dans l'affection tuberculeuse les productions les plus hétérogènes, dont beaucoup appartiennent aux méninges.

Le tubercule existe tantôt à l'état miliaire, mais on le rencontre souvent en masses assez considérables, qui ne sont pas du reste formées par un seul tubercule. « Une tu« meur semblable, ayant le volume d'une noix ou d'une « pomme, contient plusieurs milliers de tubercules ; c'est « un réseau entier qui s'accroît, non pas par ce que le foyer « primitif se développe, mais par ce que de nouveaux foyers « se forment et s'accroissent à sa périphérie. Si l'on étudie « la nodosité qui est d'un blanc jaunâtre, sèche, caséeuse, « on voit à son pourtour une couche molle et vasculaire qui « la sépare de la substance cérébrale voisine et qui forme « une aréole mince de tissu conjonctif et de vaisseaux. C'est « dans cette couche que se trouvent les nodules les plus « jeunes en nombre plus ou moins considérable ; ils se dé« posent en dehors, et le gros tubercule se développe par « l'apposition continue de petits foyers nouveaux qui su« bissent tous la transformation caséeuse[1]. »

Le siége du tubercule cérébral serait dans toutes les parties de l'encéphale. La fig. VIII de la pl. IV représente un segment de granulation tenant à une nodosité, développée dans le corps strié et atteignant presque les dimensions d'une noix. Des coupes pratiquées dans les parties périphériques de ce procès, qui sont les moins avancées dans leur développement, laissent voir des amas de noyaux au milieu desquels on retrouve çà et là des cellules nerveuses (pl. IV, fig. VIII, 3). On peut souvent constater, dans ces amas, une partie centrale marquée par une abondance plus grande de noyaux, une coloration plus foncée et qui indique le point de départ d'une granulation (fig. VIII, 1). Puis les noyaux deviennent plus rares à mesure qu'on s'éloigne de ce point (fig. VIII, 2).

Ces noyaux offrent une ressemblance parfaite avec ceux des nodules tuberculeux des autres organes; ils se groupent d'une façon pareille, éprouvent rapidement la métamorphose rétrograde et présentent, en un mot, l'évolution complète des procès tuberculeux. Ils proviennent manifestement de la prolifération des éléments cellulaires de ce tissu conjonctif particulier au cerveau, dont nous avons parlé plus haut. Mais leur génération est difficile à aperce-

[1] Virchow, *Pathologie cellulaire.*

voir, parce que les contours de ces corpuscules normaux sont peu ou point visibles.

Ces tumeurs, riches en noyaux, ne peuvent être confondues avec aucune autre, si l'on pénètre dans leur structure intime; mais la forme et les apparences extérieures sont souvent insuffisantes pour affirmer la nature d'une tumeur cérébrale.

Tubercule des vaisseaux.

Lebert, dans sa physiologie pathologique, rapporte un cas de tubercule des artères et le signale comme étant le seul connu dans la science. Ce fait paraît embarrassant pour l'auteur, et il se demande par quel mécanisme cette production a pu apparaître en ce lieu. Après avoir admis d'abord que le sang avait déposé directement le tubercule par exosmose, il revient sur cette explication et en adopte une qui lui semble plus conforme à la vérité. « On ne peut, dit-il, « raisonnablement expliquer ce dépôt que par les *vasa vasorum*, qui auraient excrété la matière tuberculeuse entre les « parois artérielles, de la même façon que l'excrétion tuberculeuse se fait partout ailleurs à travers les capillaires. »

Le développement des granulations tuberculeuses dans les parois des vaisseaux n'est pas un fait fort rare. Nous l'avons rencontré assez souvent. Il a lieu par un mécanisme identique à celui que nous avons décrit dans les autres organes. Il faut se rappeler que les artères et les veines sont composées de trois tuniques, dont les éléments spéciaux (fibres élastiques et musculaires) sont entremêlés à du tissu conjonctif. Ce sont les cellules plasmatiques de ce dernier qui donnent lieu aux nodules tuberculeux, par la multiplication de leurs noyaux.

C'est principalement dans la tunique externe des vaisseaux que se développe le tubercule. Elle peut être envahie par la tuberculisation, lorsqu'une granulation siége dans son voisinage. Ses éléments cellulaires participent alors à la prolifération nucléaire, en même temps que ceux du tissu conjonctif ambiant, et le nodule tuberculeux englobe, dans sa masse, les parois du vaisseau qui n'ont pas pris part à l'évolution morbide. C'est ce que l'on peut voir sur la fig. VI de la pl. IV qui représente un tubercule de la pie-mère. Une tache blanchâtre se détache sur la granulation, c'est une petite artère dont la tunique externe a disparu au milieu des noyaux, nés des corpuscules de son tissu conjonctif et confondus avec ceux qui forment la masse de la nodosité. La lumière du vaisseau est aplatie, froncée (fig. VI, 3). La membrane interne est indiquée par un petit liseré (fig. VI, 4). Dans la tunique moyenne, beaucoup plus épaisse, blanchâtre, se voient les noyaux des fibres musculaires lisses (fig. VI, 5).

On trouve aussi des veines dont la tunique externe participe de même à la formation d'une granulation tuberculeuse.

D'autres fois, le tubercule laisse intact le tissu conjonctif qui supporte le vaisseau et se développe exclusivement dans les tuniques propres de celui-ci. On le rencontre dans l'externe et la moyenne. Dans ces cas, la nodosité embrasse un segment plus ou moins considérable de la circonférence du vaisseau, mais rarement elle lui constitue comme un anneau entier, en sorte que, sur une coupe perpendiculaire, on peut voir des portions des tuniques restées saines. La tunique moyenne semble toujours se prendre par extension de la lésion de la tunique externe. Au milieu des noyaux dus à la prolifération de ses cellules plasmatiques, on reconnaît facilement ceux des fibres musculaires lisses.

On s'est beaucoup préoccupé du rapport du tubercule avec les vaisseaux. SCHROEDER VAN DER KOLK et M. NAT. GUILLOT ont fait des recherches sur cette question, mais elles portent sur le poumon, et par conséquent, elles s'appliquent à la pneumonie vésiculaire et bien rarement, sans doute, au tubercule lui-même. Il résulte, d'après ces auteurs, que les rameaux de l'artère pulmonaire s'arrêtent à une certaine distance des noyaux d'induration. SCHROEDER regarde cette oblitération comme la conséquence d'un travail inflammatoire. En effet, le produit pathologique étant une masse compacte accumulée dans les vésicules, il y a compression, destruction des capillaires, refoulement des tissus circonvoisins et oblitération des rameaux vasculaires de l'artère pulmonaire, tandis qu'il s'établit une sorte de circulation supplémentaire par les artères qui servent à la circulation générale, c'est-à-dire par les artères bronchiques.

Ce phénomène se produit aussi à propos du tubercule, développé lui, dans le tissu interstitiel des organes. L'accumulation des noyaux en nodule serré, comprime les vaisseaux et les oblitère plus ou moins. Mais dans le poumon, les artères bronchiques se distribuent au tissu interlobulaire, et c'est en elles que la circulation doit surtout être entravée par le tubercule et non dans les artères pulmonaires. Ceci prouve, une fois de plus, que SCHRŒDER VAN DER KOLK et M. NAT. GUILLOT ont rapporté au tubercule ce qui appartient à la pneumonie vésiculaire, erreur générale que nous avons essayé de dissiper, en faisant l'histoire de la tuberculisation pulmonaire.

On a aussi vu un rapport étiologique entre le système vasculaire et le procès tuberculeux. Nous en parlerons dans le chapitre particulier consacré au siége de cette altération.

Siége du tubercule.

Après l'examen que nous avons fait du tubercule dans les principaux organes, il nous est permis de conclure que son siége unique et exclusif est dans le tissu conjonctif, dans ce tissu qui sert de substratum aux vaisseaux, aux canaux de différentes espèces, et qui relie entre eux les éléments divers dont se composent les organes.

Ainsi, dans tous les parenchymes glandulaires, les éléments spéciaux sont hors de cause; s'ils souffrent de la diathèse tuberculeuse, ce n'est que consécutivement.

Dans le poumon, le tissu interlobulaire seul peut présenter des granulations de nature tuberculeuse. Les altérations que l'on rencontre dans les vésicules et qui affectent l'épithélium de ces cavités, offrent très-souvent la forme de nodosités; mais, comme nous l'avons démontré, ces lésions ne diffèrent en rien des pneumonies ordinaires, au point de vue des caractères anatomiques et de l'évolution du procès morbide.

Dans le cerveau, même localisation dans la substance intermédiaire aux éléments nerveux et qui est assimilée au tissu conjonctif.

Quant aux membranes séreuses et muqueuses, leur structure anatomique les classant dans les tissus de substance conjonctive, éloigne toute discussion sur le siége du tubercule.

Avec la théorie de l'exsudat, on admet « que le tubercule « sortant du torrent circulatoire par transsudation à travers « les parois des vaisseaux capillaires, se trouve partout dé- « posé autour des vaisseaux[1]. » Il y a en effet coïncidence entre le siége du tubercule et la présence des vaisseaux; c'est ce qui a fait dire, par un observateur sagace, « que la « matière tuberculeuse est toujours, à son origine, en rap- « port avec l'arbre veineux[2]. » Mais ces rapports sont tout à fait fortuits et s'expliquent naturellement.

En effet, le tissu conjonctif est dans tous les organes le support des canaux circulatoires. Dans les glandes, comme le rein, le testicule etc., les vaisseaux destinés aux tubes sécréteurs serpentent dans ce tissu au milieu duquel ces tubes sont pour ainsi dire creusés.

Dans le foie, les vaisseaux sont accompagnés par la capsule de Glisson jusque dans les profondeurs de l'organe, et c'est de cette capsule que dérive le tissu connectif interstitiel dans lequel siége le tubercule.

Quant au poumon, c'est dans le tissu interlobulaire que rampent les vaisseaux, jusqu'au moment où ils se capillarisent pour entrer dans les parois des vésicules.

Enfin, les vaisseaux destinés au cerveau sont soutenus par les lamelles de tissu conjonctif qui constituent la pie-mère.

En général donc, tous les vaisseaux qui distribuent le sang aux éléments spéciaux, arrivent à ces derniers divisés en capillaires et soutenus, pendant leur trajet, par le tissu conjonctif. Il n'y a rien d'étonnant alors à ce que le tubercule se rencontre dans le voisinage des vaisseaux.

Comme nous l'avons observé bien des fois, il n'est même pas rare de rencontrer des granulations tuberculeuses dans leurs parois propres. Mais c'est comme tissu conjonctif que ces parois deviennent le siége de ce procès pathologique, et non par leur rapport plus ou moins éloigné avec le liquide

---

[1] LEBERT, *Physiologie pathologique.*

[2] LAVERAN, *Des influences nosocomiales sur la marche et la gravité de la rougeole.* (*Gazette hebdomadaire*, 25 janvier 1861.)

sanguin. Elles sont affectées comme celles de tous les autres canaux, constituées anatomiquement comme elles; exemple: les canaux biliaires etc.

Les partisans de l'exsudat, cherchant un rapport entre les vaisseaux et le tubercule, le voient donc dans une simple coïncidence; mais où il devrait être patent et satisfaire les exigences de la théorie, c'est avec les capillaires. Car, si l'on admet que les produits morbides prennent leur source dans un blastème sécrété par eux, on doit retrouver facilement les relations qui unissent la matière sécrétée et les organes de sécrétion.

Comme on a toujours étudié de préférence le tubercule dans le poumon, on a cru trouver la preuve de ce rapport dans le produit des vésicules, que l'on considère généralement comme du tubercule. Mais d'abord ces procès morbides ne sont pas dus à un exsudat organisé ou non organisé; ils proviennent, comme nous l'avons exposé, de la prolifération d'un élément normal de la vésicule. Ensuite, ils ne sont pas du tubercule, mais de la pneumonie à différents degrés d'évolution. Tandis que le tubercule, lui, se développe dans le tissu interlobulaire, là où se rencontrent de nombreux vaisseaux, mais presque point de capillaires.

Dans le foie, le tubercule ne se trouve de même que dans le tissu interlobulaire et jamais dans l'intérieur du lobule, où ne pénètre pas de tissu conjonctif. Et cependant, chaque lobule n'est qu'un réseau de capillaires entrelacé avec le réseau des cellules hépatiques, tandis que le tissu interlobulaire n'en renferme presque pas et sert simplement de soutien aux rameaux d'un certain calibre.

Dans les muqueuses, il se développe de préférence dans le tissu sous-muqueux, qui est bien moins vasculaire que la couche muqueuse proprement dite.

Le mésentère, où on le rencontre si fréquemment, renferme, il est vrai, de nombreux vaisseaux; mais ils n'y sont que de passage, et leur destination est la muqueuse intestinale. La toile mésentérique ne sert qu'à les fixer et à les soutenir pendant leur trajet. Il en est de même de la pie-mère, qui soutient les vaisseaux destinés aux centres nerveux.

Il n'y a donc, avec le système vasculaire en général et le

tubercule, d'autre rapport que leur communauté de siége dans le tissu conjonctif des organes.

Depuis longtemps certains observateurs avaient remarqué que le tubercule apparaît dans le tissu connectif. MM. LOUIS et ANDRAL prenant en considération son développement dans d'autres organes que le poumon, l'avaient indiqué d'une manière précise. LEBERT fait remarquer qu'en général il occupe le tissu cellulaire, soit sous-séreux, soit sous-muqueux, soit parenchymateux, comme au poumon.

Cette idée sur la localisation du tubercule dans le tissu connectif, admise d'une façon générale, aurait été regardée comme absolue et exclusive, si l'on avait eu une conception plus nette, plus précise du procès tuberculeux. Mais, comme on a toujours confondu avec lui des productions qui lui sont tout à fait étrangères par leur nature, on a dû nécessairement faire des exceptions à cette unité de tissu, attribuée au siége du tubercule.

Développement du tubercule.

Les analyses que nous avons faites du tubercule, dans les différents organes, nous dispensent d'entrer dans de longs détails pour compléter l'histoire de son développement. Nous ne ferons qu'en résumer les principaux points.

En général, lorsque l'on veut étudier une production pathologique quelconque, il faut, autant que faire se peut, la prendre à une époque de son évolution qui permette encore de bien saisir la forme de ses éléments, leur provenance et leurs rapports avec les tissus au milieu desquels ils ont pris naissance, ce qui ne peut plus avoir lieu lorsque le procès pathologique est trop avancé dans son développement. Il faut donc bien se garder de suivre l'avis de LEBERT, qui conseille « de ne pas commencer l'étude du tubercule par « celle de la granulation grise, qui, n'occupant qu'un es- « pace restreint, offre encore l'inconvénient de montrer sous « le microscope beaucoup d'éléments *qui lui sont accidentelle- « ment adhérents....*, mais de prendre des tubercules jaunes, « caséeux, ni trop consistants ni trop ramollis[1]. »

Il faut, au contraire, pour saisir les premiers pas de l'é-

[1] LEBERT, *loc. cit.*

volution du tubercule et des autres productions qui affectent la même forme que lui, dans le poumon et ailleurs, examiner des procès jeunes. Plus tard, lorsque l'état caséeux apparaît, il s'opère en eux des métamorphoses qui masquent l'origine et altèrent les formes des éléments dont ils se composent. Dès que l'on est édifié sur le siége, la formation et certains détails du développement, on peut alors poursuivre le travail pathologique dans des procès plus avancés.

C'est sans doute pour avoir examiné de la matière organique ramollie et regardée, *à priori*, comme du tubercule, que beaucoup d'observateurs n'y ont trouvé que des débris graisseux et ont propagé cette idée : que le tubercule est une substance amorphe déposée au milieu des organes. L'usage mieux connu du microscope et des manipulations histologiques doit achever de mettre fin à ces théories.

Il est avantageux, pour l'étude du développement, de choisir des organes qui présentent le tubercule sans complication d'aucun produit étranger, comme les séreuses, le foie. Le poumon renferme des difficultés de toutes sortes, dues à sa structure. L'étude que nous avons faite des productions diverses que l'on peut y rencontrer servira, nous osons l'espérer, à jeter du jour sur cette question ardue et à la résoudre dans tous ses détails.

Le développement du tubercule s'effectue dans tous les organes où nous l'avons vu, toujours de la même façon. Ses granulations n'atteignent jamais des dimensions considérables, mais elles se répètent un nombre indéfini de fois sur une étendue plus ou moins grande. Plusieurs peuvent s'accumuler en un point et donner lieu à des masses parfois assez considérables; mais l'intensité de la cause ne semble pas influer sur les dimensions des granulations, elle se traduit par la généralisation de l'affection dans l'organisme et par le nombre plus ou moins grand des procès sur une surface déterminée.

Nous savons que les éléments qui participent à la formation des nodules tuberculeux sont les cellules plasmatiques du tissu conjonctif. Ces petits corpuscules fusiformes ou étoilés, selon la direction de la coupe, sont parfois réduits à des dimensions excessivement minimes, à tel point que leur existence a été méconnue pendant longtemps. Ils sont essentiellement composés d'un petit noyau brillant, plus ou moins allongé, qui résiste aux acides, et d'une cellule intimement accolée à ce noyau.

On sait maintenant, grâce aux travaux de Donders et de Virchow, que les réseaux de cellules plasmatiques peuvent se métamorphoser en réseaux de fibres élastiques, suivant les besoins fonctionnels des parties. Il se produit certaines modifications des parois et du contenu cellulaires qui donnent à ces éléments une résistance remarquable. Cette transformation des corpuscules conjonctifs en fibres élastiques présente naturellement tous les degrés. Il y a certains tissus où l'on reconnaît difficilement l'existence de quelques rares cellules plasmatiques, mêlées à un réseau abondant de fibres élastiques. Dans d'autres, elles sont nombreuses, mais réduites à des dimensions très-petites.

Lorsqu'un travail hypertrophique s'est déclaré dans un tissu conjonctif, les corpuscules augmentent de volume et apparaissent ordinairement en nombre plus considérable qu'on n'aurait pu le soupçonner. C'est ce qui nous fait penser que beaucoup d'entre eux, ayant déjà les apparences de fibres élastiques, conservent encore, malgré cela, toutes leurs propriétés de cellules.

Le premier changement qui se remarque dans les corpuscules, au moment de l'évolution du tubercule, est une augmentation de volume, suivie immédiatement de la multiplication de leurs noyaux. Cette première phase n'offre ici rien de particulier qui ne se rencontre dans d'autres altérations, l'inflammation par exemple. Elle dénote une activité de nutrition qui aboutit, dans la suite, à des produits différents.

La multiplication nucléaire se fait par le mécanisme ordinaire de toute prolifération. Le noyau se divise en fragments plus ou moins nombreux, lesquels se développent ensuite et arrivent aux dimensions moyennes de 1/200 de millimètre. Cette division est assez difficile à apercevoir, parce qu'elle a lieu sur des éléments qui ne sont pas bien grands. Cependant on peut voir des noyaux qui s'étranglent par le milieu, d'autres poussent comme un petit bourgeon qui se détache de la masse principale. Les segmentations successives des noyaux entraînent l'accumulation d'un certain nombre de ces corps dans les cellules plasmatiques. C'est ce que l'on peut parfaitement observer dans les parties périphériques d'une granulation. L'on y voit des corpuscules conjonctifs à presque tous les degrés d'altération. Ils sont encore séparés par de la substance intercellulaire, mais celle-ci diminue naturellement au fur et à mesure que les corpuscules se distendent par l'entassement des noyaux dans leur intérieur.

Jusque-là les métamorphoses des éléments cellulaires qui participent à la formation des nodules tuberculeux, peuvent se suivre sans grandes difficultés; mais il devient ensuite difficile de décider ce qu'ils deviennent et de bien préciser la phase intermédiaire à la multiplication de leurs noyaux et à la dégénérescence régressive. Il arrive un moment où l'on ne voit plus que des noyaux qui paraissent libres et qui forment la masse centrale de la nodosité. Les contours des corpuscules dans lesquels ils sont contenus disparaissent.

VIRCHOW admet que les cellules plasmatiques se segmentent autour de chaque noyau, comme dans toutes les autres néoplasies, en donnant lieu à la création d'un nombre correspondant de petites cellules. On trouve, en effet, des corpuscules dont les contours paraissent comme interrompus ou qui ont disparu. Il semble que chaque noyau devienne une sorte de centre d'attraction, rassemblant autour de lui une portion du contenu des corpuscules et s'en constituant une petite enveloppe en forme de cellule. Mais elle est souvent si rapprochée du noyau, qu'elle se confond avec lui.

Ce phénomène a-t-il lieu généralement? Probablement; mais il n'est pas facile à observer, et les conditions dans lesquelles il se produit, ne le mettent pas à l'abri de toute discussion.

En effet, au début de l'évolution pathologique d'une granulation tuberculeuse, les éléments dont elle se constitue ne sont pas encore arrivés à la forme définitive qu'ils doivent atteindre. On ne voit que des cellules plasmatiques, plus ou moins remplies de noyaux. Il en est de même des parties périphériques d'un nodule, plus avancé dans son développement. Là aussi on trouve toujours le procès morbide à cette phase de son évolution caractérisée par la prolifération nucléaire.

D'un autre côté, aussitôt que les éléments du procès sont arrivés à leur développement complet, ils subissent presque aussitôt la métamorphose rétrograde et l'on saisit difficilement leurs formes.

Mais ce ne sont pas là encore toutes les conditions défavorables à la solution du problème, consistant à déterminer si les éléments définitifs, créés par le développement du procès tuberculeux, sont des petites cellules, ou bien des noyaux simples, rendus libres par la désagrégation des parois des corpuscules qui leur ont donné naissance. Après le travail de multiplication des noyaux, ceux-ci remplissent presque entièrement la cellule plasmatique, ils sont très-rapprochés les uns des autres et appliqués à la cellule. Il s'ensuit, qu'au moment de la segmentation de celle-ci, il ne reste que peu ou point de contenu pour constituer des cellules jeunes autour des noyaux. D'où il résulte qu'elles manquent souvent, et si elles réussissent à se former, elles sont accolées aux noyaux dont elles ne peuvent être distinguées que rarement et avec beaucoup de peine. De là vient que l'on n'aperçoit d'ordinaire que des noyaux dans les nodules tuberculeux.

Aussi est-on en droit de se demander s'il y a là une véritable prolifération de cellules par segmentation, ou bien si les corpuscules conjonctifs, distendus par le produit de multiplication nucléaire, ne se désagrégent pas en laissant en liberté les noyaux contenus dans leur intérieur, ce qui constituerait une génération endogène de noyaux ou de petites cellules. Ce détail n'est heureusement pas nécessaire pour reconnaître le procès tuberculeux. Seulement il suscite certaines questions de principes généraux qui ne sont pas sans importance.

Selon VIRCHOW, les éléments du tubercule auraient leurs analogues dans ceux des ganglions lymphatiques, ce qui éloignerait toute idée de spécificité et d'hétérologie. En effet, les éléments que l'on trouve dans les alvéoles de ces glandes sont des noyaux simples ou des petites cellules, dont les contours sont très-rapprochés du noyau, et rien ne ressemble plus à la coupe d'un nodule tuberculeux que celle d'un follicule d'un ganglion lymphatique.

Quoi qu'il en soit, les éléments qui constituent les nodosités tuberculeuses, noyaux ou petites cellules, disparaissent assez promptement par la transformation graisseuse. Ils n'ont qu'une existence éphémère, due à leur essence même et à leur mode de groupement. Comme ils s'accumulent en un point circonscrit, ils se pressent les uns contre les autres, compriment les vaisseaux qui les nourrissent et meurent. La métamorphose caséeuse et quelquefois la crétification terminent l'évolution du procès morbide. Nous verrons, lorsque nous traiterons de ces phases dans les divers produits pathologiques, que le tubercule réunit les conditions favorables à ce genre de terminaison.

Tout le travail pathologique qui préside à la formation d'un nodule tuberculeux, peut donc se résumer ainsi qu'il suit :

1° Hypertrophie des cellules plasmatiques; 2° multiplication de leurs noyaux ; 3° segmentation probable et division de la cellule-mère en petites cellules, souvent accolées aux noyaux et confondues avec eux; ou bien formation endogène des mêmes éléments; 4° métamorphose régressive du produit morbide, donnant lieu à de la matière caséeuse et quelquefois à des masses crétacées.

Ramollissement, transformation graisseuse, caséeuse et crétacée du tubercule et de divers autres produits pathologiques.

Toute partie du corps qui ne participe plus à la vie générale de l'organisme, tout élément qui ne jouit plus de son activité spéciale, rentre sous l'influence des forces chimiques et subit la dégénérescence graisseuse, dite *métamorphose rétrograde* ou *régressive.* La production de la graisse n'est pas un phénomène pathologique dans tous les cas ; elle a lieu normalement dans certains éléments globulaires spéciaux, tels que les épithéliums des culs-de-sac des glandes mammaires et sébacées. Que le développement graisseux soit physiologique ou qu'il soit pathologique, il semble s'effectuer par le même mécanisme.

Quand la métamorphose rétrograde a lieu dans un tissu de cellules, celles-ci se troublent et se granulent; de petits globules graisseux, brillants, perlés, apparaissent dans leur intérieur et en changent l'aspect. Ces globules peuvent devenir de plus en plus gros, se confondre, distendre la cellule, qui finit alors par se détruire. Toute trace d'organisation disparaît, et à la place des éléments histologiques, il n'y a plus qu'une sorte d'émulsion, composée de granules graisseux de diverses dimensions et d'un liquide ordinairement riche en albumine tenant en dissolution certains sels.

La dégénérescence rétrograde produit dans les tissus qui en sont le siége, des changements de coloration importants à connaître dans l'histoire du tubercule. Cette coloration varie avec l'état de division plus ou moins grande de la matière grasse.

Lorsque les particules graisseuses sont très-fines, nombreuses et serrées, la partie présente une couleur jaunâtre; si les granules sont plus gros, il y a une teinte blanche opaque.

Vus au microscope, les granules graisseux apparaissent comme de petites perles, à contours fortement accusés, ombrés et avec un centre brillant.

On ne connaît pas encore les lois chimiques par lesquelles les substances organiques éprouvent la transformation graisseuse. Il se fait une sorte de dédoublement, qui met en liberté la graisse, émulsionnée par les parties liquides plus ou moins chargées de sels et de principes extractifs protéiques, solubles.

Le produit de la métamorphose graisseuse peut varier de consistance. On le rencontre très-souvent à ce degré d'épaississement que l'on a comparé à du fromage et que l'on appelle *état caséeux*.

Cet état n'est que le résultat de la disparition des liquides et conséquemment de la concentration des sels, qui forment alors avec la graisse une sorte de combinaison. L'épaississement du produit graisseux est favorisé par diverses conditions. Les principales résultent du séjour longtemps prolongé du procès pathologique, au milieu des tissus qui jouissent d'une grande activité d'absorption.

Certains produits morbides, notamment le tubercule, offrent en outre une particularité importante qui aide leur transformation en matière caséeuse. Elle consiste en ce que les éléments qui les composent sont pauvres en parties aqueuses. Dans le tubercule, par exemple, ce sont des noyaux brillants qui réfractent assez fortement la lumière, ce qui indique la prédominance des principes solides. Lorsque la métamorphose régressive survient, le produit de transformation graisseuse est déjà, dès le commencement, à un degré de concentration assez grande, et la résorption qui s'opère dans la suite, lui donne de bonne heure la consistance caséeuse.

Pour d'autres procès pathologiques, l'activité de l'absorption ramène les éléments dans des conditions semblables à celles des noyaux des granulations tuberculeuses, en leur enlevant la plus grande partie de leurs principes liquides. Or il est reconnu que les glandes en général possèdent cette propriété au plus haut degré. Il suit de là, que celles dont la disposition en alvéoles ou en canaux permet la rétention des productions morbides, développées dans ces cavités, devront offrir des produits caséeux fréquents. C'est en effet ce qui a lieu dans le poumon et les ganglions lymphatiques.

Les produits de multiplication des éléments globulaires de ces organes s'accumulent dans leurs alvéoles et y séjournent. La richesse de vascularisation de ces glandes entraîne la disparition des parties aqueuses des procès morbides, et ceux-ci, réduits à leurs parties solides, donnent une pulpe caséeuse lors de la métamorphose rétrograde.

Les ganglions lymphatiques sont surtout remarquables par cette tendance à la production de la matière caséeuse, parce que, à leur structure alvéolaire et à leur propriété de résorption, comme organes glandulaires, ils joignent la nature particulière de leurs éléments cellulaires. Ceux-ci sont en effet comparables à ceux des nodules tuberculeux. Dans leur produit de multiplication les noyaux dominent, par conséquent les principes solides sont en excès.

La métamorphose caséeuse n'est donc pas un phénomène particulier au tubercule; elle peut atteindre toute espèce de production. Ce n'est qu'une transformation graisseuse accomplie sur des éléments primitivement pauvres en sucs aqueux, comme ceux du tubercule et des ganglions lymphatiques, ou bien sur ceux dont les parties liquides ont été résorbées, comme dans le poumon, le testicule etc.

Cependant l'on a regardé l'état caséeux comme le caractère distinctif du tubercule. Par quel enchaînement d'idées est-on arrivé à une pareille théorie? C'est en constatant qu'en général, les procès pathologiques qui ont la forme de tubérosités arrivent, à une certaine époque de leur évolution, à la dégénérescence caséeuse. En effet, le tubercule, les noyaux tuberculiformes du poumon, le produit de prolifération des cellules des alvéoles lymphatiques ainsi que toute autre espèce de procès circonscrits, sont condamnés la plupart, quelle que soit leur nature, à cette métamorphose. Il en est résulté que *matière caséeuse* est devenue synonyme de *tubercule*. Et, cette matière étant regardée comme une production toute spéciale, prenant naissance sous une influence diathésique, l'on a étendu la dénomination de *tubercule* à ces masses diffuses, appelées *infiltration tuberculeuse*, par la seule considération qu'elles acquièrent l'état caséeux.

Emprisonnés dans les limites étroites de cette fausse théorie, bien des observateurs se sont trouvés à la gêne. Souvent ils ont hasardé des doutes sur l'identité de toutes ces productions caséeuses. Mais le microscope seul pouvait faire changer les soupçons en certitude.

Suivons maintenant la métamorphose rétrograde dans le tubercule.

Le tubercule miliaire non encore ramolli est grisâtre, demi-transparent, dur, résistant. Comme il repose sur un tissu mobile, il fuit à la pression entre les doigts. A cet état, il renferme des éléments globulaires encore jeunes, riches en protéine, peu ou point granulés; mais ils n'ont qu'une courte existence et sont, de leur essence, voués à une mort prochaine. Entassés en un point circonscrit, ils oblitèrent les vaisseaux qui les traversent et subissent de bonne heure la métamorphose régressive.

Celle-ci commence par le centre de la granulation; si l'on en fait une coupe, on peut voir une petite tache jaunâtre qui correspond à un point ramolli. Cette coloration jaune dénote un changement moléculaire accompli dans la granulation grise. Ce point central s'étend, grossit, et si, en ce moment, on presse le tubercule entre les doigts, on en exprime une matière demi-solide, onctueuse, que l'on a comparée à du fromage.

Examinée au microscope, cette substance est composée de granules moléculaires graisseux et de quelques noyaux granulés, qui ne sont pas encore entièrement détruits par la dégénérescence. Le ramollissement s'étend progressivement du centre à la périphérie, et s'empare parfois des cellules plasmatiques dont l'évolution ne semble pas terminée.

Le tubercule jaune n'est donc qu'un degré de développement plus avancé de la granulation grise. On a cependant beaucoup discuté sur la nature de la matière jaune. Les uns ont admis son identité avec la matière grise, dont elle ne serait qu'un terme plus avancé (LOUIS); les autres ont prétendu, au contraire, que le tubercule jaune peut naître d'emblée au milieu des tissus (ANDRAL, LUYS). Mais il ne faut pas perdre de vue que l'on a toujours raisonné d'après les observations faites sur le poumon et que l'on avait affaire à tout autre chose qu'à du tubercule.

La transformation caséeuse est la terminaison régulière du tubercule, mais elle n'en serait pas la terminaison nécessaire, selon VIRCHOW. Dans quelques cas rares, le tubercule pourrait être résorbé à la suite d'une métamorphose graisseuse complète.

On s'est ensuite beaucoup préoccupé de la cause du ramollissement. BROUSSAIS admettait que l'inflammation s'empare du procès morbide et en amène la liquéfaction. M. ANDRAL pense que le tubercule, jouant le rôle de corps étranger au milieu des tissus où il est déposé, excite une sécrétion de pus qui le pénètre et le dissout.

Il est inutile de réfuter ces opinions qui, je le suppose, ne sont plus admises par personne. Nous avons eu assez souvent l'occasion, dans le courant de ce travail, de revenir sur la transformation graisseuse et caséeuse, pour faire comprendre qu'elles sont la conséquence naturelle et fatale de la mort des éléments organiques.

Le travail de résorption qui s'accomplit dans les masses en voie de métamorphose rétrograde, entraîne, comme nous l'avons vu, un mélange intime de la graisse avec les sels; mais il peut arriver une désunion entre les principes salins et les matières grasses. Celles-si sont alors résorbées et il ne reste plus que les sels, qui forment des espèces de calculs, dits *masses crétacées*. C'est ce que l'on a appelé la *crétification* du tubercule. Mais ce phénomène ne lui est pas plus spécial que la transformation caséeuse elle-même. Aussi les concrétions que l'on rencontre dans le poumon ne succèdent presque jamais à des nodosités tuberculeuses, mais à des noyaux de pneumonie vésiculaire.

L'on a de la peine à s'expliquer la formation de grandes concrétions par les sels isolés et rendus libres, après la résorption de la graisse et des parties liquides. Il se fait probablement un dépôt secondaire de principes salins. Mais il n'en est pas moins vrai que les sels calcaires, les phosphates et les sulfates de soude sont primitivement abondants dans la matière caséeuse, et que ce sont eux qui donnent au produit du ramollissement ce degré de consistance particulier.

On a été jusqu'à dire que les tubercules du poumon (pneumonies vésiculaires) subissent, dans quelques cas rares, une véritable *ossification* (Grisolle). C'est une grosse erreur. Jamais le tubercule ni les produits de pneumonies n'ont pu éprouver une semblable transformation. Ils peuvent, par le mécanisme que nous avons exposé plus haut, se convertir en calculs aussi durs que possible, mais non en substance osseuse. Il ne suffit pas de la dureté et des apparences extérieures pour constituer de l'os, il faut avant tout la structure intime.

L'os est un *tissu vivant*, à la formation duquel président des lois physiologiques déterminées, et qui ne peut résulter des métamorphoses accomplies, sous l'influence des lois chimiques, sur des éléments privés de vie et dont la résurrection est impossible. Ce qui caractérise l'os, ce n'est pas l'incrustation calcaire, mais le corpuscule osseux et ses annexes, et l'on ne peut affirmer son existence, dans beaucoup de cas, sans le secours du microscope.

Il n'y a que deux tissus qui puissent donner lieu à la substance osseuse, soit normale, soit pathologique. C'est le cartilage et le tissu conjonctif proprement dit. Nous ne voulons pas dire qu'il ne puisse y avoir de formation osseuse dans le poumon; loin de là. Partout où il existe du tissu conjonctif, il peut se former de l'os. Mais celui-ci ne succède pas au tubercule. Il n'a de commun avec lui que de se développer dans le même tissu et par conséquent d'occuper le même siége dans les organes.

De l'inflammation, comparée au tubercule.

Plusieurs auteurs qui se sont occupés du tubercule, ont essayé de trouver entre lui et l'inflammation des points de comparaison, tendant à rapprocher ou à éloigner ces altérations l'une de l'autre.

Sous le rapport purement anatomique, l'on ne peut guère établir de rapprochements entre ces deux lésions que lorsque l'inflammation siége dans le tissu conjonctif, tissu que le tubercule affecte à l'exclusion de tous les autres; quant aux procès inflammatoires des autres tissus, des épithéliums, par exemple, ils offrent avec le procès tuberculeux des différences trop frappantes dans leur évolution et leur résultat pour donner lieu à une analyse différentielle. Répétons toutefois ce que nous avons exprimé à plusieurs reprises dans le courant de ce travail, à savoir : que les seuls caractères qui ont pu faire confondre sous la même dénomination, en leur attribuant la même nature, le tubercule et certains produits d'inflammation sont : 1° la propriété que possèdent ceux-ci d'affecter parfois la forme de nodosités circonscrites, grâce à la disposition anatomique de certains organes; 2° d'éprouver, comme le tubercule, la métamorphose graisseuse, caséeuse et crétacée, lorsqu'ils sont retenus au milieu des tissus vivants de l'organisme.

En comparant l'évolution du tubercule avec celle de l'inflammation du tissu connectif, on voit, qu'à leur phase initiale, les éléments qui participent à la formation des procès pathologiques éprouvent des modifications à peu près analogues dans l'une et dans l'autre affection. Nous en avons déjà parlé à propos de l'inflammation des cloisons interlobulaires du poumon, p. 37. Dans le tubercule et dans l'inflammation, il y a hypertrophie du corpuscule conjonctif et multiplication de ses noyaux, mais la suite de l'évolution et le produit final diffèrent complétement.

Dans le tubercule, la cellule plasmatique se laisse distendre par un nombre plus ou moins considérable de noyaux, avant qu'elle se modifie elle-même à son tour. Elle aboutit à la création d'un noyau simple ou d'une petite cellule, presque accolée à son noyau.

Dans l'inflammation au contraire, la segmentation de la cellule suit presque immédiatement le dédoublement du noyau primitif; aussi on ne rencontre guère de cellules possédant au delà de deux noyaux. La division des noyanx et la segmentation des cellules entraîne la création d'un nombre plus ou moins considérable d'éléments cellulaires, à forme ronde ou ovale et possédant un noyau brillant assez volumineux (pl. IV, fig. V). En sorte que le tissu conjonctif qui, à l'état normal, se présentait avec une substance fondamentale intercellulaire étendue, au milieu de laquelle se remarquaient quelques corpuscules fusiformes ou étoilés très-petits, ressemble presque, dans certains cas, à un tissu de cellules, tellement sont abondantes les cellules de création nouvelle. Lorsque ce travail de prolifération (cette hyperplasie) s'est opéré, il y a nécessairement un épaississement plus ou moins marqué dans les parties qui en sont le siége. C'est là ce qui constitue le premier pas de l'évolution inflammatoire dans le tissu connectif. Le procès pathologique peut rester un certain temps dans cet état, que VIRCHOW qualifie *d'indifférence*, puis de là s'acheminer vers des terminaisons diverses. L'évolution pathologique peut arriver à la création de tissu nouveau ou à la destruction du tissu existant.

1° Dans le premier cas, les cellules ou leurs noyaux se transforment en fibres élastiques et conjonctives; d'autres reviennent à l'état de corpuscules étoilés et fusiformes. Il en résulte une augmentation du tissu.

2° Mais les cellules de la jeune génération peuvent tendre à une toute autre fin qu'à la reproduction du tissu conjonctif. Souvent, sous des influences qu'on ne peut préciser, elles continuent à proliférer, et aboutissent, en dernière analyse, à la création d'un élément particulier, destiné à être éliminé de l'organisme: c'est le globule de pus.

Il y a, comme on le voit, une inflammation *réparatrice* et une inflammation *destructive*, débutant toutes deux par une hypertrophie et une hyperplasie des éléments cellulaires, mais arrivant, l'une à l'augmentation du tissu préexistant, et l'autre à sa destruction; en sorte que le tissu de cicatrice et le pus d'une solution de continuité ont la même origine. Ce sont les mêmes éléments qui président à leur formation.

L'inflammation du tissu conjonctif a donc une évolution

physiologique bien déterminée et entièrement différente de celle du tubercule. En résumé, dans celui-ci on remarque une prolifération de noyaux abondants qui s'accumulent dans le corpuscule conjonctif, lequel, s'il se segmente, ne le fait que tardivement et en donnant lieu à une petite cellule, presque réduite à son noyau. Dans l'inflammation il y a segmentation de la cellule, immédiatement après le dédoublement du noyau, avec procréation de cellules assez volumineuses qui conservent les propriétés de la cellule plasmatique et qui se métamorphosent subséquemment en tissu permanent ou en globules de pus.

Le tubercule donne un élément petit, pauvre en sucs aqueux, d'une durée éphémère. L'inflammation engendre des éléments plus volumineux, plus riches, et dénote une végétation plus active. En même temps que le désordre local, il se produit dans cette lésion une sorte de phénomène réflexe sur les canaux circulatoires, au moyen des nerfs vaso-moteurs, ce qui occasionne une augmentation du calibre des vaisseaux et conséquemment un afflux plus considérable du liquide sanguin. De là l'hyperémie et la stase capillaire.

Beaucoup de personnes ne voient encore dans l'inflammation qu'un trouble dans les voies circulatoires. La stase sanguine est considérée comme le phénomène primordial et constant; mais il y a avant lui et au-dessus de lui un trouble dans la nutrition des éléments globulaires des parties. M. le professeur Küss est un des premiers observateurs qui aient attiré l'attention sur ce point[1].

Le procès inflammatoire et le procès tuberculeux offrent en outre certaines différences dans leurs dispositions générales. L'affection tuberculeuse borne son action à des parties toujours restreintes du tissu conjonctif, en donnant lieu à des nodules, mais elle multiplie ordinairement ses atteintes sur toute l'étendue de l'organisme, tendant ainsi à se généraliser. L'inflammation, au contraire, est généralement diffuse, elle s'étale suivant toutes les dimensions, et trouve d'habitude ses limites dans celle des organes ou des parties d'organes.

---

[1] *De la vascularité et de l'inflammation.* Strasbourrg, Treuttel et Würtz, 1846.

Nature du tubercule.

En consacrant un chapitre à la nature du tubercule, nous n'avons pas la prétention d'apporter une solution complète et radicale à cette importante question ; nous nous proposons plutôt de faire quelques réflexions critiques, qui la replacent sur son véritable terrain et la renferment dans ses propres limites.

Tout le monde s'accorde à considérer le tubercule comme une affection dépendant des influences générales du tempérament, de la constitution ou d'un état diathésique quelconque. Une grande partie des observateurs identifient la diathèse tuberculeuse et la diathèse scrophuleuse ; les autres, tout en maintenant la séparation de ces deux affections, ne peuvent s'empêcher de reconnaître qu'elles sont liées entre elles par de nombreux rapports. Ici encore ce qui empêche l'entente parfaite, c'est la conception inexacte que l'on a du tubercule. En effet, lorsqu'on fait intervenir cette affection pour la comparer à la scrophule, c'est toujours à celle du poumon et des glandes lymphatiques que l'on fait appel, parce que c'est dans ces organes que l'on rencontre le plus fréquemment les productions pathologiques que l'on considère comme du tubercule. Or, nous avons vu que ces prétendus tubercules pulmonaires et ganglionnaires ne sont, dans l'immense majorité des cas, que de la pneumonie vésiculaire et de l'adénite. Et comme ces altérations rentrent généralement dans la catégorie des lésions scrophuleuses, il s'ensuit que l'on a comparé la scrophule à la scrophule, lorsqu'on croyait la comparer au tubercule.

En effet, les noyaux tuberculiformes du poumon sont dus en grande partie à la pneumonie catarrhale. La muqueuse pulmonaire subissant, comme toutes les autres, l'influence de la diathèse scrophuleuse, il en résulte que beaucoup de ces pneumonies se trouvent sous la dépendance de cet état général que l'on attribue à la diathèse tuberculeuse, lorsqu'il faudrait le rapporter au scrophulisme. Voilà comment il se fait que ces pneumonies offrent un cachet particulier, spécifique. Mais toute leur spécificité consiste dans la diathèse qui les domine. Est-ce que les inflammations muqueuses des autres organes ne présentent pas la même subordination à l'état général des individus? Est-ce qu'une conjonctivite scrophuleuse réclame les mêmes moyens thérapeutiques qu'une inflammation franche de la muqueuse oculaire?

Le même raisonnement s'applique aux ganglions lymphatiques, qu'on regarde comme tuberculeux dès qu'on les trouve engorgés par une matière caséeuse. Or cette matière n'est que le produit de la multiplication des éléments globulaires de leurs follicules, à l'état de métamorphose rétrograde, et cette multiplication a lieu dans toutes les perturbations de nutrition des surfaces, principalement dans celles des revêtements épithéliaux qui caractérisent l'affection scrophuleuse. Ce n'est donc pas à la diathèse tuberculeuse qu'il faut rattacher ces engorgements ganglionnaires, mais à la diathèse scrophuleuse dont ils sont l'expression, comme nous avons essayé de le démontrer dans le chapitre consacré au tubercule des ganglions lymphatiques.

Il ressort de là que les personnes qui considèrent le tubercule et la scrophule comme étant dominés par une même diathèse, sont dans le vrai, car elles entendent par tubercule des affections inflammatoires du poumon et des glandes lymphatiques, qui doivent être rapportées à la scrophule.

Il faut donc définitivement s'entendre et rendre à la scrophule ce qui lui appartient, à savoir: beaucoup de ces pneumonies vésiculaires, une grande partie de ces engorgements ganglionnaires, bronchiques, mésentériques, cervicaux etc., toutes affections que l'on appelle *tubercule*, parce que leurs procès morbides parcourent cette phase régressive qui les conduit à l'état caséeux. Mais ces lésions ressortent de l'inflammation, de cette inflammation de nature particulière, dominée par la diathèse scrophuleuse.

Quant au tubercule, c'est une néoplasie à évolution toute spéciale. Mais ne surgit-il pas, lui aussi, sous l'influence d'une constitution morbide, inhérente à certains individus? Comme on a toujours confondu jusqu'ici avec cette lésion, une foule d'autres productions, les faits recueillis pour la solution de cette question ne peuvent guère être utilisés. On s'est contenté de reconnaître une relation plus ou moins directe entre le tubercule et la diathèse scrophuleuse, mais nous avons vu combien sont défectueux les points de comparaison. Si donc l'on veut élucider un peu cette partie de l'histoire de la tuberculisation, il faut reprendre les faits à nouveau, en se plaçant à un point de vue différent de celui où on s'est placé jusqu'ici et en circonscrivant cette affection dans ses propres limites.

Un des caractères les plus saillants du tubercule c'est sa tendance à la généralisation, ce qui indique évidemment une influence diathésique. Mais à quels signes la reconnaître? Et puis qu'est-ce qu'une diathèse? « La diathèse, « dit M. Grisolle, est caractérisée par la manifestation ex- « térieure sur plusieurs organes et sur plusieurs points de « l'économie, de troubles, de lésions ou de productions mor- « bides de nature identique, sous l'influence d'une cause « intérieure, d'une constitution morbide propre à l'individu. » Quelle est cette cause intérieure? On la rattache généralement à des qualités particulières du sang, à des dyscrasies.

Il y a quelques années, de patientes et consciencieuses recherches furent entreprises dans le but de trouver les altérations du sang. L'on fit de nombreuses analyses quantitatives de ce liquide, l'on crut un moment avoir saisi le secret d'une foule de questions de pathologie. Un peu plus, un peu moins d'albumine, de fibrine, de globules, de sels etc. paraissaient devoir expliquer les causes essentielles des affections dyscrasiques. Mais on s'aperçut bientôt que ces variations dans les quantités relatives des éléments du sang étaient illusoires et que souvent des états sains présentent des différences tout aussi tranchées.

L'insuffisance des analyses quantitatives étant reconnue, on admit des différences dans la qualité. Mais le creuset du chimiste ne put les découvrir. Comment l'aurait-il pu, puisque aujourd'hui encore on n'est pas fixé sur la nature chimique du sang normal! Il ne faut pas renoncer pour cela à ces recherches; la vérité doit sortir des investigations diverses, faites sur tous les points et par tous les procédés scientifiques. Mais la pathologie humorale moderne paraît un peu abandonnée.

Si l'on a quelques raisons de regarder les diathèses comme des altérations du sang, il faut remonter aux organes chargés de modifier et de renouveler ce liquide. Aujourd'hui naît et se développe l'idée que ses altérations ne sont pas directes, qu'elles ne s'effectuent pas en lui-même, mais dans les organes destinés à en élaborer les principes. En un mot, le sang ne serait pas le point de départ des dyscrasies, il serait sous la dépendance des autres parties de l'organisme, en sorte que chaque dyscrasie aurait sa localisation particulière dans un organe, comme le foie, la rate, le poumon, les ganglions lymphatiques etc. Mais la détermination de la part d'influence de ces organes dans les altérations du sang est loin d'être faite.

Nous nous sommes laissé aller à cette petite digression sur les dyscrasies, afin de pouvoir nous demander s'il n'y aurait pas, dans cet ordre d'idées, quelques indications capables de servir de fil conducteur dans les recherches sur la nature et les causes de la tuberculisation.

M. Louis a formulé une loi qui établit comme exceptionnelle l'intégrité du tissu pulmonaire dans la tuberculisation, en sorte que, si un organe contient des tubercules, il en existe nécessairement dans les poumons. On a cherché à attaquer l'absolu de ce principe, et si l'on est arrivé à lui trouver de nombreuses exceptions, il reste encore, malgré cela, comme l'expression générale de la vérité, si toutefois l'on accepte les idées qui ont cours aujourd'hui sur le tubercule. Mais il y a dans le calcul de ces rapports une grande cause d'erreur, que nous avons eu pour but de faire ressortir dans ce travail: c'est la confusion que l'on a faite avec l'affection tuberculeuse de diverses autres lésions. En sorte qu'en examinant les termes qui ont servi à établir les points de comparaison, on arrive à enlever à cette loi une grande partie de son importance.

Lorsque l'on a comparé la fréquence relative du tubercule pulmonaire avec celui des autres organes, le premier terme de comparaison s'est généralement appliqué à des procès pathologiques qui ne sont pas du tubercule, mais de la pneumonie vésiculaire; et il en a été très-souvent de même du deuxième terme, qui s'entend des engorgements ganglionnaires, aussi bien que du tubercule véritable. Il en résulte que la loi de M. Louis pourrait s'énoncer ainsi: Quand il existe des tubercules dans un organe ou bien des engorgements ganglionnaires (phthisie bronchique, carreau etc.), il y a en même temps de la pneumonie vésiculaire ou du tubercule dans le poumon.

La coexistence des engorgements des ganglions lymphatiques et de la pneumonie vésiculaire a sa raison d'être, comme nous l'avons établi précédemment, attendu que ces affections sont ou consécutives l'une à l'autre ou prennent naissance sous les mêmes influences générales (diathèse scrophuleuse). Ces cas d'adénites étant retranchés, comme n'appartenant pas au tubercule, il reste à rechercher si les granulations tuberculeuses du cerveau, des méninges, des membranes muqueuses et séreuses, du foie, du rein etc. sont toujours accompagnées de pneumonies tuberculiformes ou de vrai tubercule du tissu interlobulaire. Si l'on considère que la loi de M. Louis n'est presque pas applicable à l'enfance, âge où les tubercules sont le plus fréquents, on est porté à admettre que les exceptions qu'elle comporte se rapportent aux cas de véritable tuberculisation. Exclusion faite des lésions qui ne sont pas du tubercule et des cas où la loi est en défaut, il s'agirait de déterminer si ceux qui restent sont assez nombreux pour ne pas rentrer dans la catégorie des faits de simple coïncidence. Sinon, il faut s'étudier à établir la relation étiologique qui pourrait exister entre la tuberculisation et la pneumonie vésiculaire.

Nous ne pouvons dire si cette relation existe ou n'existe pas. Pour résoudre cette question, dans un sens ou dans l'autre, il faut des matériaux cliniques qui nous manquent. Mais si elle existe, rien n'empêche d'admettre que les altérations du sang, par la viciation de la nutrition des surfaces épithéliales, dans la scrophule, ne soient favorables à la production du tubercule. Il y a plus : les troubles de l'hématose, occasionnés par la phthisie pulmonaire, ne pourraient-ils pas développer un état dyscrasique, capable de déterminer sur divers points de l'organisme, l'éruption tuberculeuse? Dans ce cas alors, le tubercule aurait un rapport direct avec la lésion pulmonaire.

Nous ne donnons à ces idées d'autre valeur que celle d'une hypothèse, car, comme nous l'avons déjà dit, toutes ces questions qui ont trait à la nature du tubercule et à ses causes, doivent être remises à l'étude et complétement remaniées, attendu que l'on comprend parmi les affections tuberculeuses une foule d'altérations qui doivent en être rejetées : ce qui jette sur ces faits la confusion la plus grande.

CONCLUSIONS GÉNÉRALES.

I. Le mot *tubercule* a été consacré, dès l'origine, à toutes espèces de procès pathologiques ayant la forme d'une nodosité, mais sans qu'on ait attaché à cette expression aucune idée se rapportant à leur nature.

II. Plus tard on s'aperçut que ces procès tuberculiformes offrent une propriété commune : celle de se transformer, au bout d'un certain temps, en une matière de consistance particulière, que l'on compara à du fromage et à laquelle on donna l'épithète *caséeuse*.

III. Cette métamorphose étant à peu près constante, on vint à considérer cette matière comme une substance spécifique, sécrétée par les vaisseaux. On en fit alors le signe caractéristique, *pathognomonique*, d'une lésion particulière, que l'on continua d'appeler *tubercule*, *tuberculisation*.

IV. Comme on vit ensuite que certains procès morbides présentent cet état caséeux, sans affecter pour cela la forme de nodosité, on les regarda quand même comme de nature identique aux précédents et on les rattache à l'*affection tuberculeuse* (*infiltration tuberculeuse*).

V. A partir de ce moment, *matière caséeuse* et *tubercule devinrent synonymes*.

VI. *Mais la matière caséeuse n'est pas un produit spécial, elle peut résulter de toutes espèces de productions.* Ce n'est qu'une des formes de la phase régressive à laquelle aboutit la substance organique, qui a cessé de participer à la vie générale de l'organisme, et qui se trouve abandonnée au milieu des tissus vivants.

VII. *La métamorphose régressive consiste dans la transformation des substances protéiques en graisse, émulsionnée par les liquides qui entrent dans leur composition.*

VIII. Ces liquides peuvent être plus ou moins abondants et contenir plus ou moins de sels en dissolution, circonstances qui donnent au produit graisseux une consistance variable. *Lorsque les liquides sont presque nuls, le mélange de la graisse épaissie avec les sels donne lieu à la matière caséeuse.*

IX. Les procès pathologiques peuvent être riches en principes aqueux et fournir cependant, par la métamorphose rétrograde, un produit graisseux épais, caséeux.

X. C'est là le cas lorsqu'ils séjournent un certain temps dans l'intérieur d'organes où l'absorption des liquides peut se faire d'une façon plus ou moins active.

XI. Les organes qui réunissent ces conditions sont les glandes en général, les poumons et les ganglions lymphatiques en particulier, à cause de leur disposition anatomique en vacuoles dans lesquelles s'accumulent et séjournent les produits morbides.

XII. Aussi ce sont ces organes que l'on regarde comme le plus communément affectés de tubercule, ce qui veut dire que ce sont eux qui renferment le plus fréquemment de la matière caséeuse.

XIII. Cette disposition en alvéoles contribue en outre à donner à beaucoup de procès, développés dans ces organes, la forme circonscrite, ce qui est une raison de plus pour soutenir l'erreur qui les fait considérer comme du tubercule, en attachant à ce mot l'idée de production spécifique.

XIV. La matière organique morte et recluse dans les tissus, après avoir éprouvé la métamorphose caséeuse, peut, à la longue et dans certaines conditions, se transformer en concrétions plâtreuses et même pierreuses : c'est l'*état crétacé*.

XV. Cette transformation a lieu dans les conditions suivantes : l'union intime des parties salines et de la graisse arrive à ne plus exister, à un moment donné. La graisse se résorbe peu à peu, et les sels, prédominant ou restant seuls, donnent lieu à des concrétions plus ou moins dures. Dans certains cas, il pourrait bien y avoir un apport secondaire de principes salins.

XVI. Le procès tuberculeux passe, comme tous ceux qui se trouvent dans les conditions que nous venons d'énumérer, par la métamorphose graisseuse, caséeuse et crétacée; mais cette propriété ne lui est point particulière, elle est générale à la matière organique.

XVII. *Il faut donc cesser de prendre pour caractère essentiel du tubercule l'état caséeux*, qui n'est que la phase régressive de toutes espèces de productions pathologiques, et faire rentrer chacune de celles-ci dans la classe des produits morbides à laquelle elle appartient.

XVIII. Si donc on porte l'examen microscopique dans tous ces procès circonscrits et caséeux que l'on désigne actuellement du nom de tubercule, on s'aperçoit que leurs éléments offrent des différences de siége, de provenance et d'évolution, qui les éloignent les unes des autres.

XIX. En général, le plus grand nombre appartient à la lésion que l'on désigne aujourd'hui du nom d'*inflammation*.

XX. C'est ainsi, par exemple, que *ce que l'on appelle tubercule du poumon* et *des ganglions lymphatiques se rapporte très-rarement à l'affection tuberculeuse.*

XXI. *Le tubercule est un procès morbide à évolution toute spéciale qui siége toujours et exclusivement dans le tissu connectif des organes.*

XXII. Il affecte la forme de nodules, de granulations, dont plusieurs peuvent s'agglomérer et donner lieu à des nodosités plus ou moins considérables.

XXIII. *Il ne prend point naissance dans un blastème exsudé des vaisseaux*, et les rapports que l'on a cru voir entre ce procès et les capillaires sont illusoires.

XXIV. *Les nodules tuberculeux sont le résultat d'une prolifération d'éléments cellulaires préexistants*, ils sont formés par l'agglomération de noyaux ou de petites cellules, presque accolées à leurs noyaux, engendrés par les corpuscules conjonctifs ou cellules plasmatiques.

XXV. Les éléments qui composent les granulations tuberculeuses n'ayant, de par leur essence, qu'une existence éphémère, ou bien leur accumulation oblitérant les petits vaisseaux qui leur apportent la nourriture, subissent de bonne heure la métamorphose régressive en donnant lieu à de la graisse, de la matière caséeuse ou des concrétions calcaires.

XXVI. L'évolution du tubercule est spéciale et ne peut être confondue avec celle d'aucun autre procès pathologique.

XXVII. Son siége dans les séreuses et les muqueuses est dans toute l'épaisseur de ces membranes; mais chez ces dernières il se développe particulièrement dans la couche sous-muqueuse.

XXVIII. *Dans les glandes hépatique, urinaire et spermatique, on ne le rencontre que dans les enveloppes de ces or-*

ganes et dans le tissu connectif interstitiel qui relie leurs lobes et leurs tubes sécréteurs.

XXIX. *Dans le poumon, il siége exclusivement dans la plèvre et le tissu conjonctif interlobulaire. Tous les produits accumulés dans les vésicules, soit sous forme de granulation, soit sous forme d'infiltration, sont dus à des lésions inflammatoires de diverses formes et de diverse nature, et rentrent conséquemment dans la classe des pneumonies.*

XXX. *Aux ganglions lymphatiques on ne le rencontre que dans l'enveloppe corticale, les cloisons alvéolaires et le tissu connectif de la substance médullaire. Les produits caséeux, accumulés dans les follicules et qui constituent l'engorgement de ces glandes, sont dus à la multiplication des éléments normaux de ces vacuoles, multiplication qui s'effectue à la suite des altérations des surfaces cutanée et muqueuse, sous les influences les plus diverses, mais dont la plus fréquente est la diathèse scrophuleuse (phthisie bronchique; carreau, écrouelles etc.).*

XXXI. L'intensité de la cause qui occasionne le tubercule ne s'affirme pas par la grandeur des procès morbides, mais par leur multiplication et leur généralisation dans toute l'économie.

XXXII. Cette généralisation indique que l'affection naît sous des influences diathésiques.

XXXIII. On admet généralement une diathèse tuberculeuse que l'on identifie à la diathèse scrophuleuse; mais cette manière de voir tient à la fausse conception que l'on a du tubercule.

XXXIV. En effet, les pneumonies vésiculaires et les engorgements ganglionnaires constituent la majeure partie des cas rapportés à tort à la tuberculisation, et comme ces affections prennent généralement naissance sous l'influence de la diathèse scrophuleuse, il n'y a rien d'étonnant à ce que l'on ait généralisé et appliqué cette influence au véritable tubercule.

XXXV. Tout ce que l'on a dit des causes et de la nature du tubercule, s'appliquant en grande partie à des altérations qui n'appartiennent pas à cette affection, ne peut servir à résoudre les questions qui se rattachent à cette partie de l'histoire de la tuberculisation.

EXPLICATION DES PLANCHES.

PLANCHE I.

Tubercule des séreuses et des muqueuses.

FIG. I. *Tubercule du péritoine pariétal* (coupe pratiquée sur une membrane desséchée et traitée par l'acide acétique, gross. 260). — 1. Centre de la granulation formée par une accumulation de noyaux. — 2. Cellules plasmatiques (corpuscules du tissu conjonctif) en voie de prolifération nucléaire et renfermant plusieurs noyaux. — 3. Cellules plasmatiques à peu près saines et représentées par un noyau unique.

FIG. II. *Petite granulation du mésentère* adhérente à une masse tuberculeuse en voie de transformation graisseuse (gross. 260). — 1. Centre du tubercule. — 2. Cellules plasmatiques considérablement hypertrophiées et dont le contenu est entièrement graisseux. — 3. Cellules plasmatiques n'ayant pas encore subi la dégénérescence rétrograde et laissant voir leurs noyaux.

FIG. III. *Tubercules de la muqueuse du larynx* (coupe faite sur une membrane desséchée et acidulée, gross. 260). — 1. Granulations tuberculeuses. — 2. Cellules plasmatiques en voie de multiplication nucléaire. — 3. Fibres élastiques.

FIG. IV. *Épithélium de la muqueuse* recouvrant des masses tuberculeuses (gross. 350). — 1. Cellules vibratiles graisseuses. — 2. Idem, déformées, amaigries, allongées. — 3. Cellules graisseuses des couches profondes.

PLANCHE II.

Tubercule des muqueuses (suite), *du foie, du rein et du testicule.*

FIG. I. *Tubercule de la muqueuse intestinale* (éléments à l'état frais, gross. 360). — 1. Cellule plasmatique isolée renfermant une grande quantité de noyaux. — 2. Idem, paraissant se segmenter autour des noyaux. — 3. Noyaux détachés d'une granulation tuberculeuse. — 4. Noyaux libres avec des nucléoles plus ou moins grands. — 5. Idem, granulés. — 6. Idem, entourés d'une cellule résultant de la segmentation de la cellule mère.

FIG. II. *Tubercule du foie* (coupe acidulée, pratiquée sur un fragment de foie desséché, gross. 260). — 1. Centre de la granulation. — 2. Cellules plasmatiques avec plusieurs noyaux. — 3. Idem, avec un seul noyau plus petit, et presque normales. — 4. Petits vaisseaux. — 5. Cellules hépatiques formant un réseau enlacé dans un réseau capillaire, 6. — 7. Noyau de capillaire.

Fig. III. *Tubercule du rein* (coupe acidulée pratiquée sur un fragment de rein desséché, gross. 260). — 1. Tubes urinifères coupés en travers et garnis de leur épithélium. — 2. Idem, coupés en long. — 3. Lumière des tubes. — 4. Canalicules pris dans la masse tuberculeuse et ayant leur épithélium granuleux. — 5. Tissu conjonctif interlobulaire d'aspect à peu près normal. — 6. Idem, épaissi, et renfermant déjà une assez grande quantité de noyaux que l'on peut voir en partie renfermés dans les cellules plasmatiques du tissu conjonctif, 7. — 8. Idem, farci de noyaux. — 9. Centre de la nodosité tuberculeuse dont les éléments deviennent graisseux.

Fig. IV. *Tubercule du testicule* développé dans une cloison (gross. 260). — 1. Centre de la granulation. — 2. Corpuscule conjonctif en voie de prolifération nucléaire. — 3. Vaisseau coupé perpendiculairement. — 4. Corpuscule conjonctif à peu près normal.

PLANCHE III.

Tubercule du poumon, pneumonies de différentes formes et adénite.

Fig. I. *Tubercule du poumon*, développé dans le tissu conjonctif interlobulaire (coupe pratiquée sur un lobe insufflé et desséché, traitée par l'acide acétique, gross. 260). — 1. Centre de la nodosité. — 2. Cellules plasmatiques à noyaux nombreux. — 3. Idem, se rapprochant de l'état normal. — 4. Taches de pigment.

Fig. II. *Pneumonie* caractérisée par l'hypertrophie et la dégénérescence graisseuse des cellules épithéliales (coupe faite sur poumon desséché, gross. 360). — 1. Alvéoles du poumon remplies de cellules épithéliales hypertrophiées et graisseuses. — 2. Cellules moins volumineuses que les autres et dont les noyaux sont encore apparents. — 3. Fibres élastiques des parois vésiculaires.

Fig. III. *Cellules epithéliales* isolées et à l'état frais dans la même lésion que plus haut (gross. 360). — 1. Cellules complétement graisseuses. — 2. Cellules commençant à subir la métamorphose rétrograde. — 3. Cellules à un degré d'altération moins avancé et presque normales.

Fig. IV. *Pneumonie catarrhale* à la période formatrice (coupe sur poumon desséché, gross. 360). — 1. Alvéoles pulmonaires. — 2. Cellules épithéliales hypertrophiées et pigmentées. — 3. Idem, renfermant plusieurs noyaux. — 4. Idem, se segmentant. — 5. Cellules jeunes résultant de la prolifération par segmentation des cellules à plusieurs noyaux. — 6. Cellule dont le noyau se divise. — 7. Fibres élastiques entrant dans la composition des parois des vésicules. — 8. Globules muqueux.

Fig. V. *Inflammation du tissu conjonctif interlobulaire du poumon* (gross. 360).

Fig. VI. *Cellules des alvéoles d'un ganglion lymphatique* bronchique hypertrophié (gross. 260). — 1. Petite cellule normale. — 2. Cellules à deux noyaux. — 3. Noyau simple. — 4. Grosse cellule à plusieurs noyaux.

PLANCHE IV.

Pneumonies catarrhale et purulente. — Inflammation du tissu conjonctif. — Tubercules du cerveau et de la pie-mère.

Fig. I. *Pneumonie purulente* (coupe acidulée, gross. 360). — 1. Vésicule pulmonaire remplie de globules purulents. — 2. Globules de pus isolés. — 3. Globules muqueux mêlés aux globules purulents. — 4. Fibres élastiques des parois des vésicules.

Fig. II. *Globules de pus* non acidulés (gross. 360).

Fig. III. *Pus concret* (gross. 360). — 1. Globules vus en masses. — 2. Globules libres de différentes formes. — 3. Globule où l'on peut voir les noyaux. — 4. Fibres élastiques.

Fig. IV. *Pneumonie catarrhale* (gross. 360). — 1. Globules muqueux vus en masse. — 2. Globules muqueux isolés. — 3. Fibres élastiques.

Fig. V. *Inflammation du péritoine viscéral* (gross. 360). — 1. Corpuscule conjonctif hypertrophié. — 2. Idem, avec deux noyaux. — 3. Idem, se segmentant. — 4. Cellule fille à deux noyaux.

Fig. VI. *Tubercule de la pie-mère* (gross. 260). — 1. Centre de la nodosité déjà graisseux. — 2. Cellules plasmatiques renfermant un grand nombre de noyaux. — 3. Vaisseau artériel. — 4. Membrane interne. — 5. Membrane moyenne avec noyaux de fibres musculaires lisses.

Fig. VII. *Corpuscules conjonctifs du cerveau* (gross. 360). — 1. Noyau avec une atmosphère qui est sans doute formée des débris de sa cellule. — 2. Noyaux simples.

Fig. VIII. *Tubercule du cerveau* développé dans le corps strié (coupe sur un fragment durci dans l'alcool, gross. 260). — 1. Centre du tubercule. — 2. Parties renfermant des noyaux moins nombreux. — 3. Cellules nerveuses.

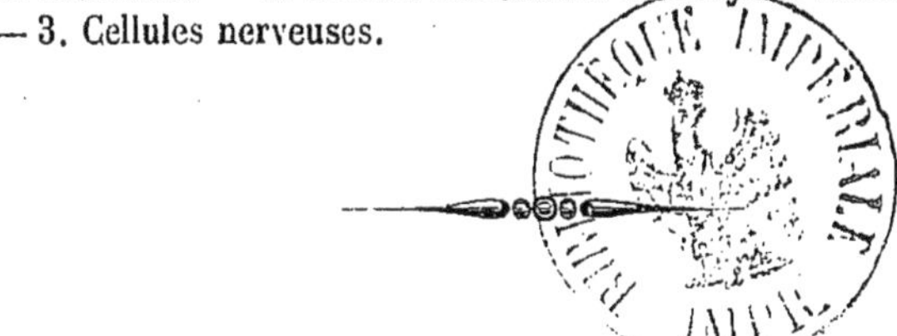

TABLE DES MATIÈRES.

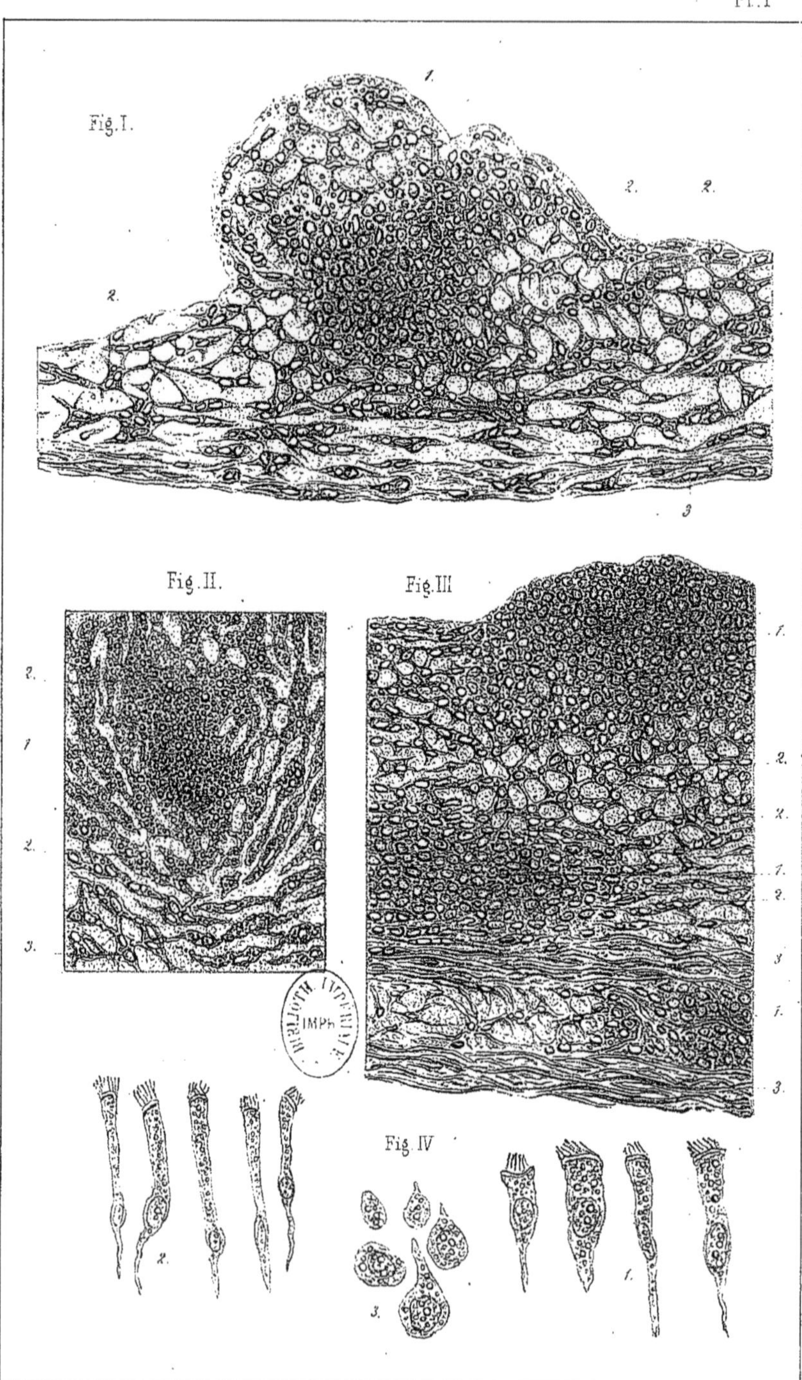

Villemin. del.t et lith.

Lith. E. Simon à Strasbg.

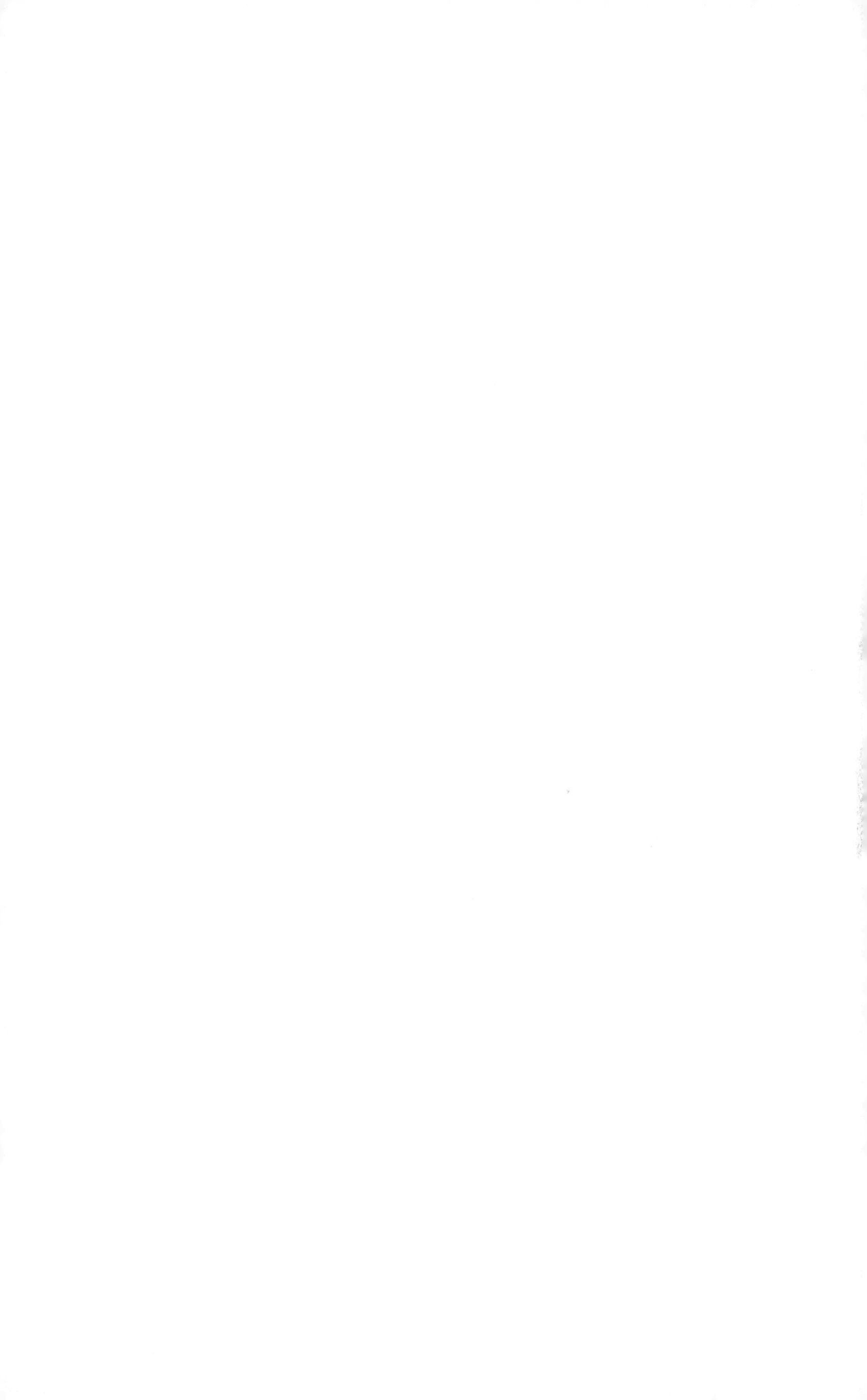

Pl. II.

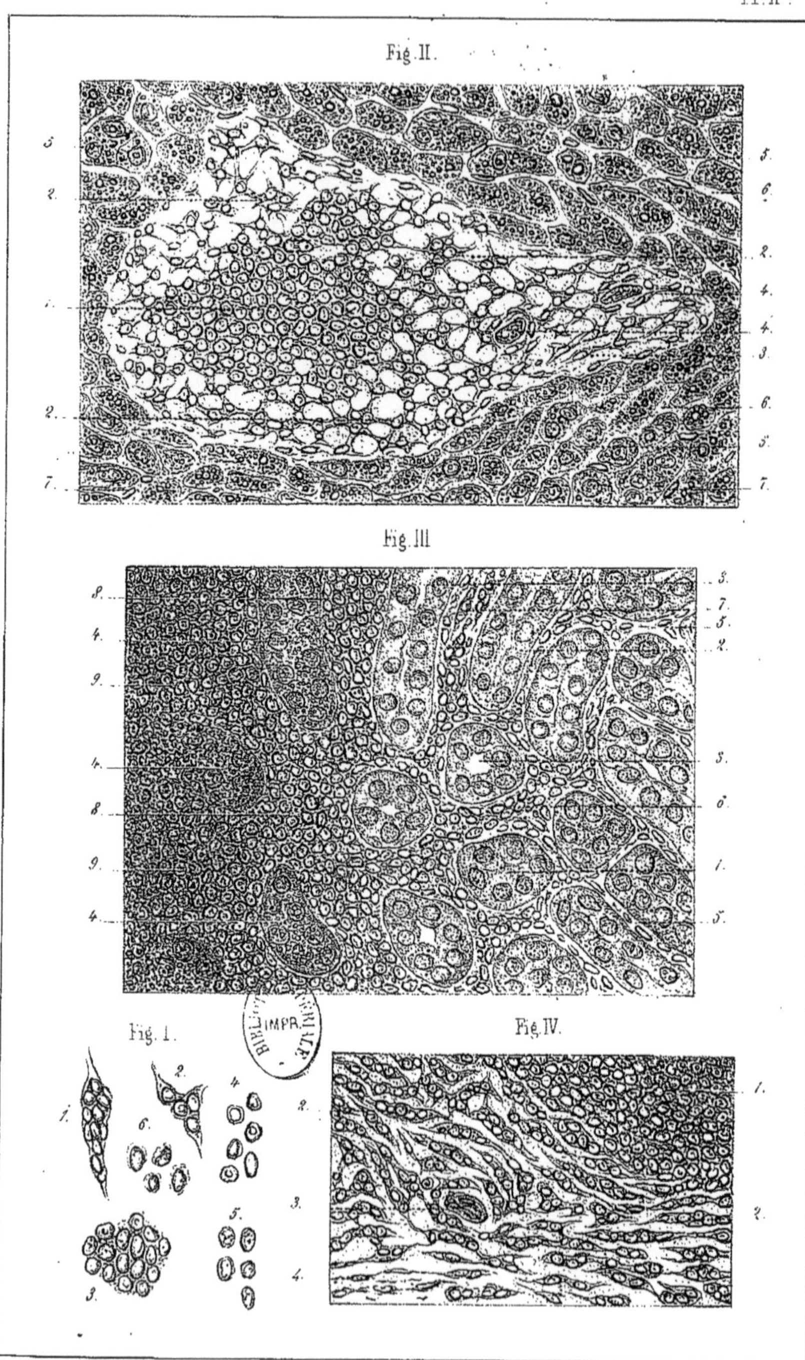

Villemin. del.t et lith. *Lith. E. Simon à Strasbg.*

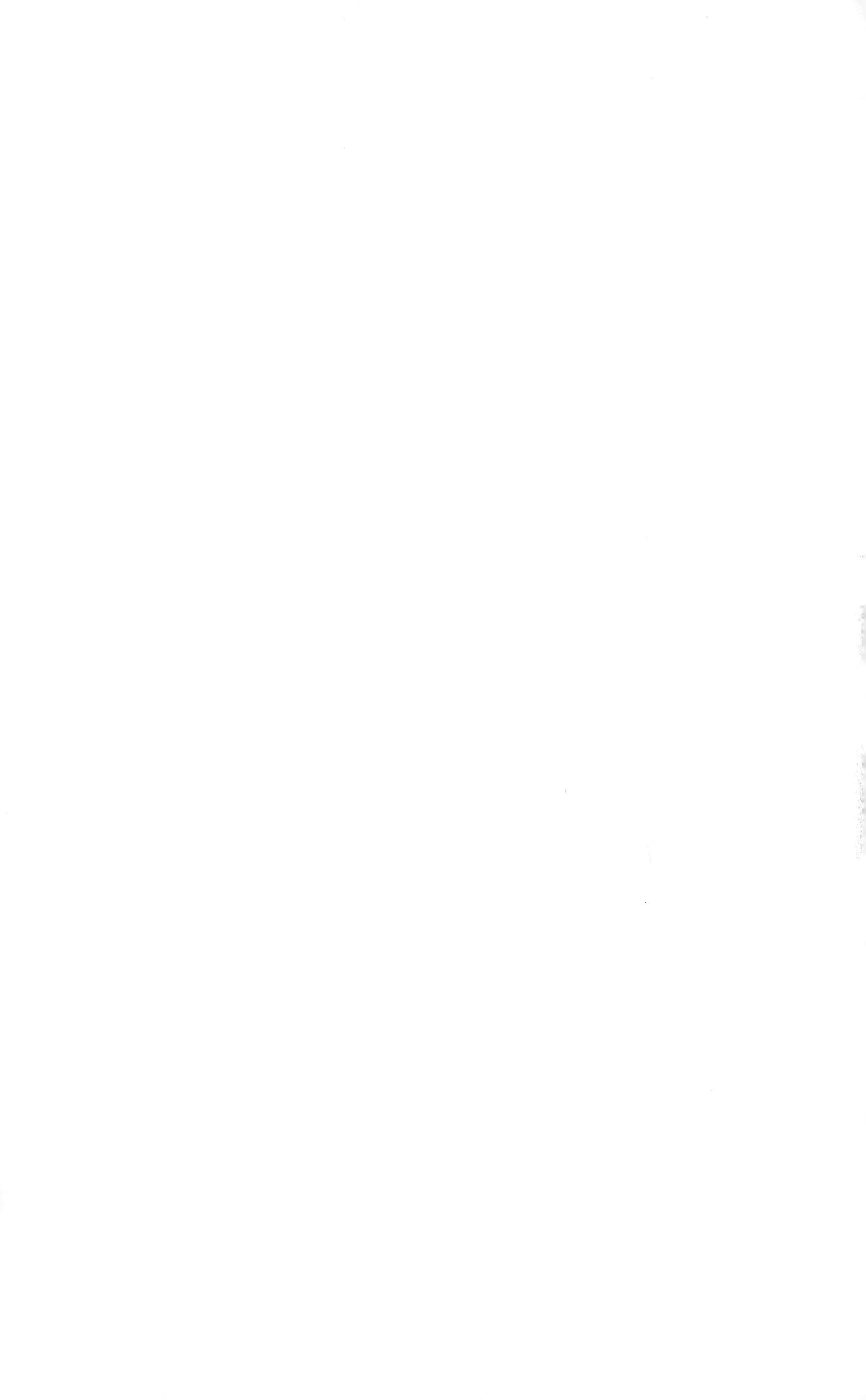

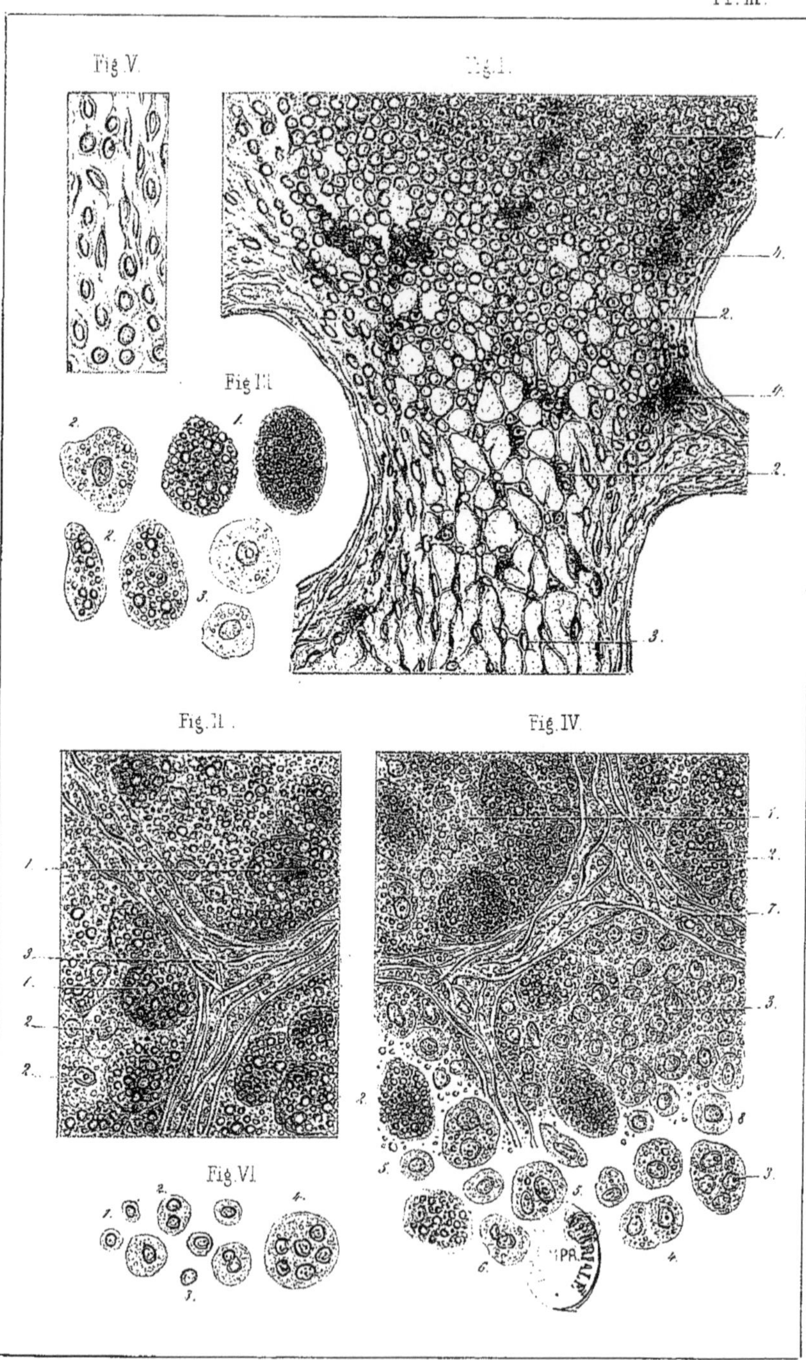

Villemin del.t et lith. Lith. E. Simon à Strasbg.

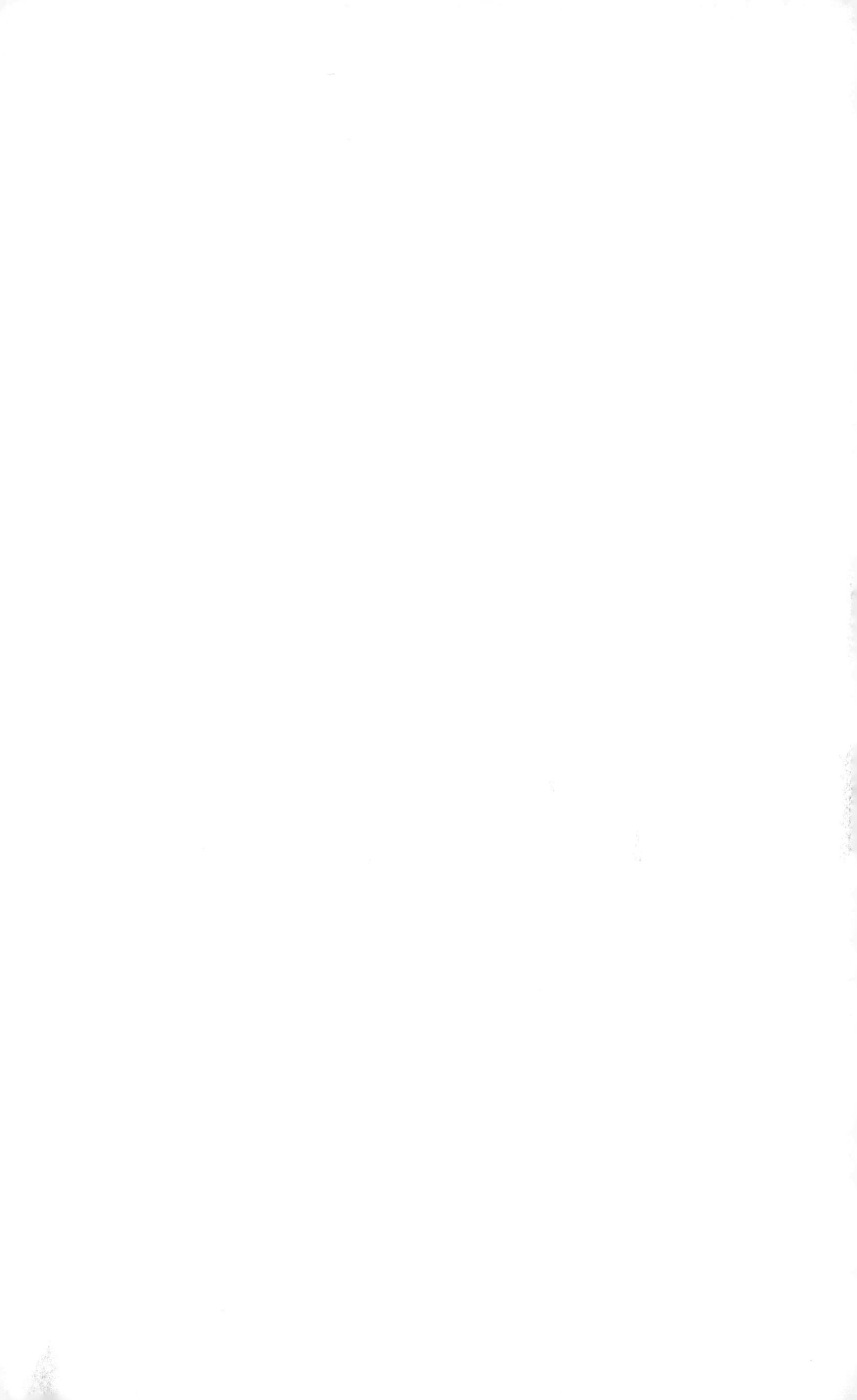

Pl. IV.

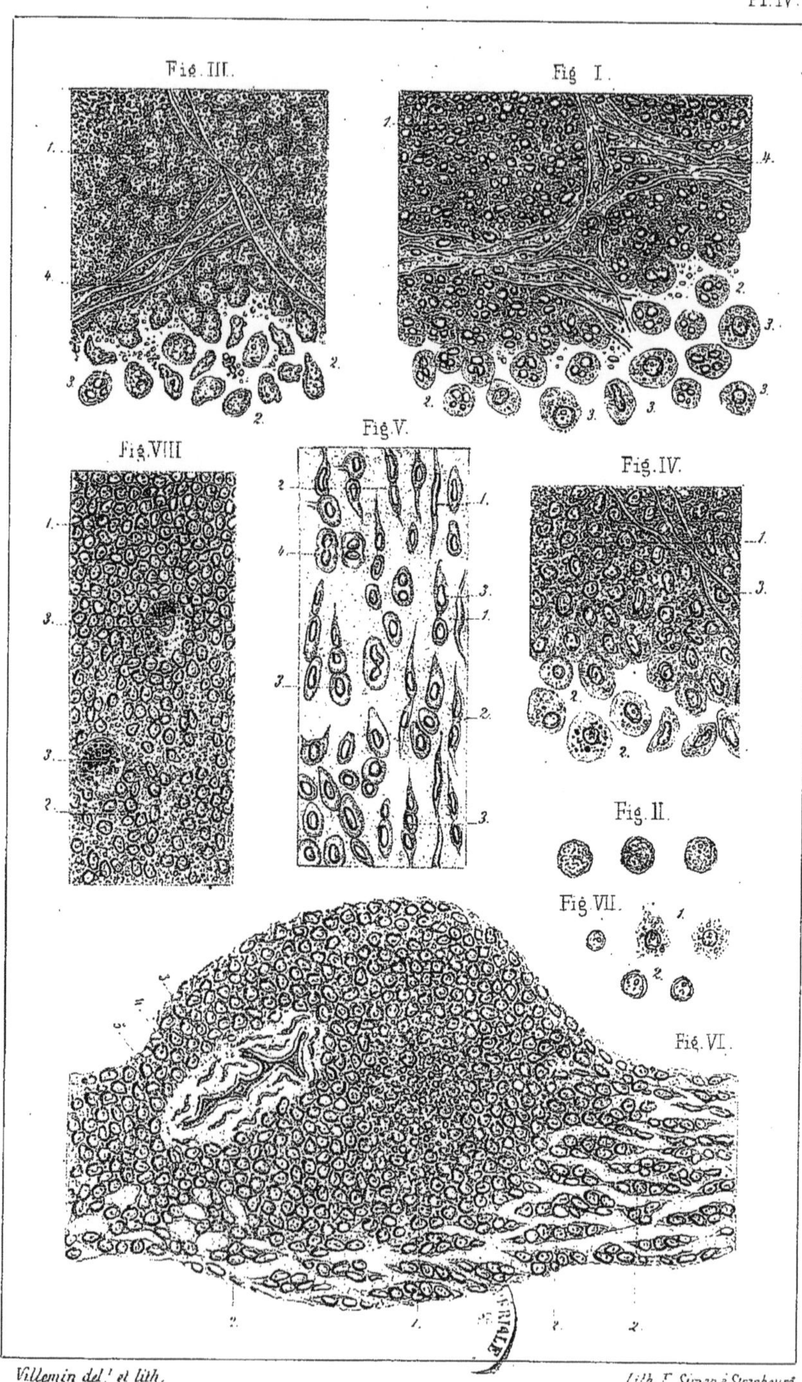

Villemin del.t et lith.

Lith. E. Simon à Strasbourg.

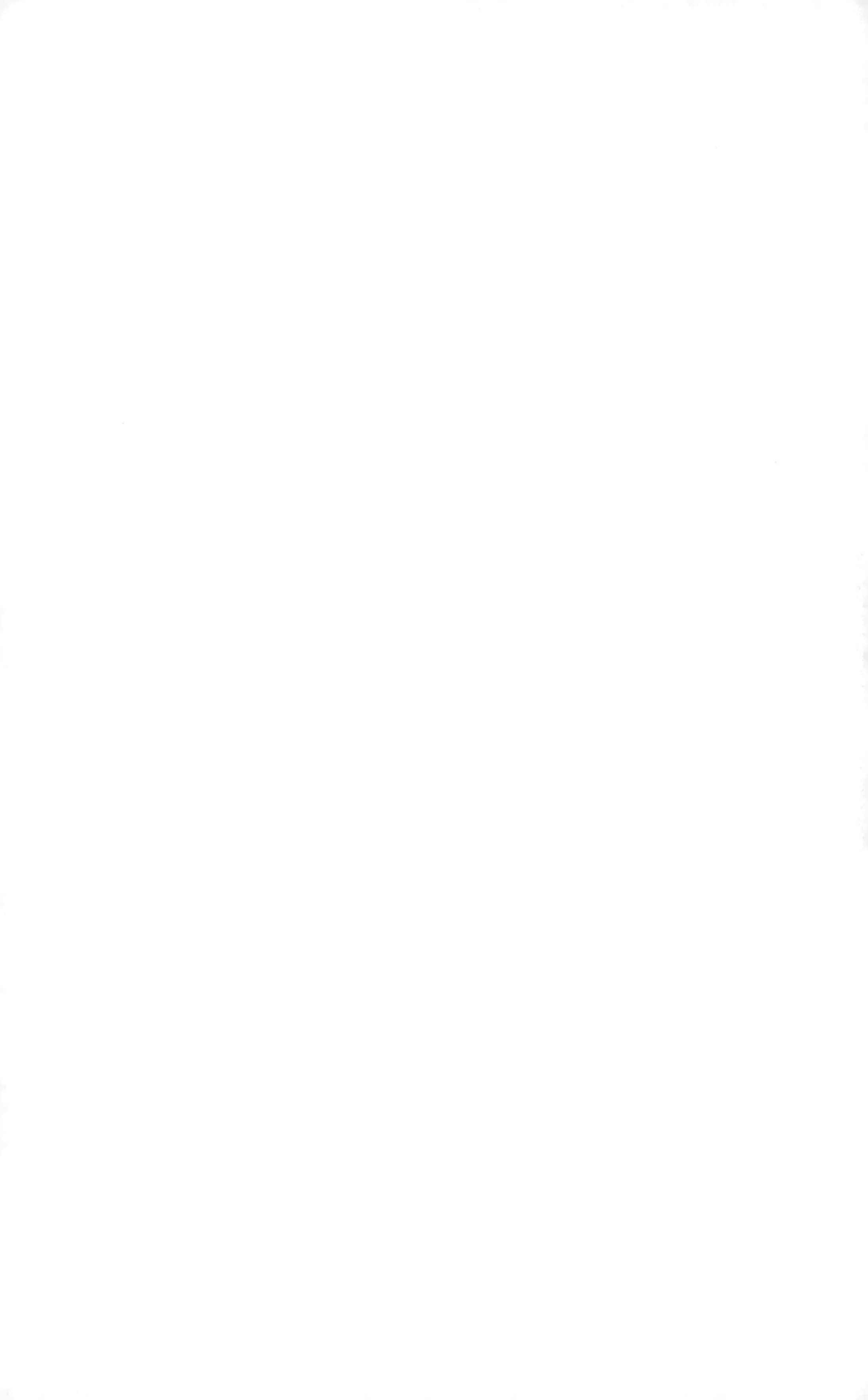

www.ingramcontent.com/pod-product-compliance
Ingram Content Group UK Ltd.
Pitfield, Milton Keynes, MK11 3LW, UK
UKHW020251220726
13923UKWH00002B/896